Gillemot/Newiger

Osteopathie für Frauen

Die Autoren:

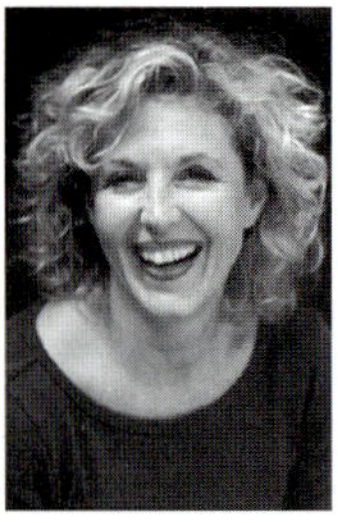

Birgit Gillemot (geb. 1956) arbeitete als Physiotherapeutin, bevor sie 1989 mit der Ausbildung in Osteopathie begann. In zahlreichen Kursen im In- und Ausland vertiefte sie ihre Kenntnisse. Nach einem längeren Studienaufenthalt in Mexiko begann sie mit Kindern und Frauen zu arbeiten. Seit 1990 ist sie in eigener Praxis in München tätig. Ihr besonderes Interesse gilt der Frauenmedizin.

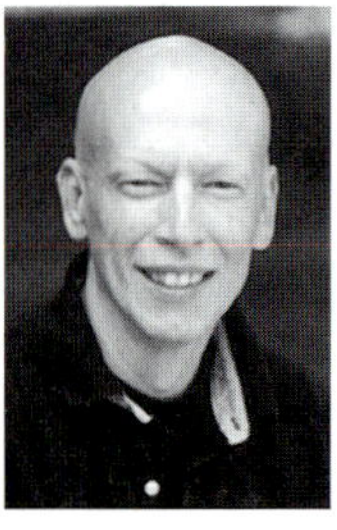

Christoph Newiger (geb. 1963) arbeitet freiberuflich als Journalist und Autor in München, wo er ein eigenes Journalistenbüro betreibt. Er beschäftigt sich seit Jahren mit gesundheitlichen und medizinischen Themen. Christoph Newiger ist Autor des Sachbuchs »Osteopathie: Sanftes Heilen mit den Händen« und Koautor des Sachbuchs »Osteopathie: So hilft sie Ihrem Kind«. Beide Bücher sind im TRIAS Verlag erschienen.

Birgit Gillemot/Christoph Newiger

Osteopathie für Frauen

- So werden Blockaden und Verspannungen gelöst
- Gezielte Hilfe bei über 60 typischen Beschwerden
- Mit Selbsthilfe-Tipps: So unterstützen Sie Ihre Behandlung optimal

TRIAS

Leserservice:

Wenn Sie Fragen oder Anregungen zu diesem Buch haben, schreiben Sie uns!
TRIAS Verlag
Postfach 30 05 04
70445 Stuttgart
Oder besuchen Sie uns im Internet unter www.trias-gesundheit.de

Programmplanung:
Sibylle Duelli

Redaktion:
Karl Quadt

Umschlaggestaltung:
Cyclus · Visuelle Kommunikation, Stuttgart

Umschlagfoto vorn: ZEFA
hinten: Heidi Velten

Abbildungen: S. 16: ZEFA; S. 56, 72 und 76: Liane und Friedrich Hartmann; S. 57: Christiane von Solodkoff; alle übrigen: Heidi Velten
Modelle: Doris Marchadier, Sabine Kernatsch

Wir danken herzlich Stefanie Geldschläger D.O.M.R.O für die wertvolle fachliche Unterstützung bei der Erstellung dieses Buches.

Gedruckt auf chlorfrei gebleichtem Papier

Satz: Fotosatz H. Buck, Kumhausen
Druck: Gutmann & Co. GmbH, Talheim

ISBN 3-8304-3055-8 1 2 3 4 5 6

Die Deutsche Bibliothek –
CIP-Einheitsaufnahme
Ein Titeldatensatz für diese Publikation ist bei Der Deutschen Bibliothek erhältlich.

Osteopathie wird von Männern wie Frauen gleichermaßen praktiziert. Im Text werden deshalb abwechselnd die Bezeichnungen Osteopath und Osteopathin verwendet.

Vorworte 12

Zu diesem Buch 14

Osteopathie – eine sanfte Medizin mit den Händen 17

Osteopathie definieren 18

Wie die Osteopathie entstanden ist 19

Osteopathie verstehen 20

- Das Fundament der Osteopathie 20
- Die drei Prinzipien der Osteopathie 21
- Struktur und Funktion 21
- Der Mensch als Einheit 22
- Die selbstregulierenden Kräfte des Körpers 23
- Das Konzept der Osteopathie 23

Der menschliche Körper aus osteopathischer Sicht 26

- Der Bewegungsapparat 26
- Faszien und Osteopathie 27
- Die inneren Organe 28
- Der kraniosakrale Bereich 29
- Der primäre Respirationsmechanismus 30

Der Weg des Krankwerdens 31

- Gesund sein heißt ausgleichen 31
- Die osteopathische Verletzung 33
- Funktionsstörungen kompensieren 33
- Wenn der Körper überfordert wird 34
- Die osteopathische Behandlung von Krankheiten 35

Frauen und Medizin 36

- Frauen in der Geschichte der Medizin 36

- Frauen in Pflegeberufen und Medizin 38
- Das Frauenbild in der Medizin heute 39
- Osteopathie für Frauen 39

Bei der Osteopathin in Behandlung 43

Die Krankheitsgeschichte erfragen 44

Die osteopathische Untersuchung 45

- Das Listening (Der Horchtest) 45
- Auskultation und Perkussion 46
- Viszerale Tests 46
- Gelenktests 46
- Neurologische Tests 47
- Reflexionen und Reflexpunkte 47
- Die kraniosakrale Untersuchung 47
- Safety-Tests 48
- Weitere Untersuchungsmethoden 48

Behandlungstechniken 50

- Die Gelenk-Techniken 50
- Positionierungs-Techniken 50
- Muskel-Energie-Techniken 51
- Faszien-Techniken 51
- Lymphatische Techniken 51
- Weitere Techniken 52

Nach der Behandlung 52

Becken und Bauch 55

Das weibliche Becken 56

- Narben 58
- Die osteopathische Behandlung von Narben 59

Verdauungsorgane 60

- Verdauungsstörungen 60
- Blinddarmnarbe und andere Organe 62
- Auswirkungen auf den Dünndarm 62
- Die osteopathische Behandlung des Dick- und Dünndarms 63
- Reizdarm und Verdauungsbeschwerden 64
- Gallenstörungen 66
- Leberprobleme 67
- Magenprobleme 69

Urogenitaler Bereich 71

- Harnwege 71
- Blasenbeschwerden 71
- Mechanische Ursachen 73
- Der Beckenboden als Ursache 75
- Blasenbeschwerden osteopathisch behandeln 77

Praxisbeispiel: Eine Läsionskette 78

- Gebärmuttersenkung 79
- Schmerzen beim Verkehr 80
- Menstruationsbeschwerden 81
- Prämenstruelles Syndrom (PMS) 83
- PMS und Osteopathie 83
- Zysten und Myome 85

- Unfruchtbarkeit 86
- Was Sie für Ihr Becken (und Ihren Bauch) selbst tun können 88

Schwangerschaft und Geburt – Wechseljahre 91

Schwangerschaft und Geburt 92
- Die inneren Organe 92
- Das Steißbein 94
- Die Gefäße 95
- Rückenschmerzen 96
- Kopfschmerzen 96
- Fehllagen des Babys 97
- Was Sie selbst tun können 97
- Die osteopathische Begleitung einer Schwangerschaft 98
- Die Geburt 99
- Die Kreuzbeinfixierung 100
- Der Kaiserschnitt 102
- Dammschnitt 103
- Wochenbettdepression 104
- Das Kind 106
- Rückenschmerzen nach der Schwangerschaft 107
- Das Stillen 108

Wechseljahre 108
- Hormone oder nicht 109
- Wechseljahre als Chance 109
- Osteoporose 110
- Osteopathie in den Wechseljahren 110

Psyche und Emotionen 112
- Gewebe-Erinnerung 113
- Somato-emotional Release 114
- Folgen von Gewalt 114
- Auf den eigenen Körper hören 116

Rücken und Gelenke – Kopf 119

Rücken und Gelenke 120
- Schmerzen im unteren Rücken, Kreuzschmerzen, das Gefühl abzubrechen 120
- Zyklusabhängige Rückenschmerzen 123
- Schmerzen an der Brustwirbelsäule 123
- Ausstrahlende Schmerzen im Brustkorb 125
- Schmerzen in Schultern und Armen, nächtliches Einschlafen der Hände 125
- Karpaltunnelsyndrom 126
- Nackenschmerzen 127
- Hüftbeschwerden 128
- Piriformis-Syndrom, Trochanter-Syndrom 129
- Ischias-Schmerzen 130
- Blockierungen der Kreuz-Darmbein-Gelenke 131

Praxisbeispiel: Eine Blinddarmnarbe und der Bewegungsapparat 131
- Knieschmerzen 132
- Fußbeschwerden 134
- Beschwerden an Lunge und Atemwegen 135

Atemübungen 137
- Richtig vorbereiten 137

- Den Atem fließen lassen 138
- Die Atemräume erweitern 138
- Zwerchfell-Übungen 141
- Herz- und Kreislauf-Beschwerden 142
- Lymphstau 143
- Behandlung nach Brustoperationen 144
- Rheuma 145
- Osteopathie und Rheuma 146

Kopf 147

- Kopfschmerzen 147
- Den Ursachen auf der Spur 148
- Zyklusabhängige Kopfschmerzen 149
- Spannungskopfschmerz 150
- Weitere Ursachen 151
- Migräne 152

Praxisbeispiel: Migräne 153

- Nasennebenhöhlenentzündung (Sinusitis) 153
- Tinnitus und Hörsturz 154

Das Prinzip der Anmut 157

- Tanzen Sie durch den Tag 159

Übungen zur Dehnung 160

- Die erste Geige spielen 160
- Die Nebenbei-Übung 161
- Die Schritt-Übung 164
- Die Wand-Übung 165

Übungen zur Stabilisation 167
- Die seitliche Stütz-Übung 167
- Die Balance-Übung im Sitzen 169
- Die Balance-Übung im Stehen 170
- Kraniosakrale Übungen 170

Osteopathie in der Praxis 173

Die Entwicklung der Osteopathie 174
- Osteopathie in Europa 175
- Osteopathie in Deutschland 176
- Wie finde ich einen geeigneten Osteopathen? 177
- Kostenübernahme durch die Krankenkassen 178
- Was kostet eine osteopathische Behandlung? 179

Die geeignete Osteopathin 179
- Den geeigneten Osteopathen erkennen 180

Literatur zum Weiterlesen 182

Stichwortverzeichnis 183

Vorwort 1

Als Schulmedizinerin und Ärztin für Frauenkrankheiten war meine erste Begegnung mit der Osteopathie von großer Unwissenheit geprägt und von einem gewissen Grad an Skepsis begleitet.

Meine starken Schmerzen, die durch den ungesunden und hektischen Lebenswandel einer jungen Medizinerin hervorgerufen waren, führten mich dazu, nach einer alternativen Bewältigungsform als der üblichen Physiotherapie oder Massage zu suchen. Hierbei bin ich auf die Osteopathie gestoßen, als andersartige oder besser gesagt ergänzende Therapieform meiner Beschwerden.

Frau Gillemot hat mir im Rahmen mehrerer Behandlungen einen Einblick in ein für mich verblüffendes Gebiet gegeben. Die Schmerzen haben nicht schlagartig nachgelassen, sondern es kam zu einem befreienden Gefühl, das mich zu gezielter Aktivität und Bewegung verleitet hat, die den Eigenheilungsprozess unterstützten. Nicht nur die heilende Therapie mit den Händen ist in meinen Augen ein wesentlicher Faktor, der zur Genesung beigetragen hat, sondern auch das Gespräch mit der Therapeutin, die durch gezielte Anweisungen und Vorschläge in Bezug auf die Lebensgestaltung einen entscheidenden Beitrag zur Heilung lieferten.

In der Tat hat mich, als Vertreterin der Schulmedizin, dieser osteopathische Ansatz, der vornehmlich ursachenbezogen therapiert, beeindruckt und begeistert.

Von entscheidender Bedeutung ist eine kompetente Führung der Patienten in der Hand von erfahrenen Therapeuten. Als Bereicherung unserer medizinischen Möglichkeiten ist diese Therapieform zu werten, die als Ergänzung und nicht als eigenständige Entität neben der klassischen Medizin verstanden werden soll.

Ich hoffe, dass diese Therapieform nicht nur Einzelpersonen vorbehalten bleibt, sondern auch in unserem Gesundheitssystem seine Daseinsberechtigung und seinen Stellenwert findet.

Dr. Birgit Plattner

Oberärztin an der Frauenklinik und Polyklinik der Technischen Universität München, Klinikum Rechts der Isar.

Vorwort 2

Die dringende Notwendigkeit, einen osteopathischen Ratgeber für Frauen zu verfassen, konnte ich anfänglich nicht so leidenschaftlich wie Koautorin Birgit Gillemot empfinden. Osteopathie als präventive Medizin, die den gesamten Menschen in seiner Einzigartigkeit holistisch, anatomisch, physiologisch und embryologisch betrachtet, lässt sich eigentlich nicht aufgliedern.

Jedoch muss ich als praktizierende und überzeugte Osteopathin einräumen, dass sowohl in meiner eigenen Praxis wie auch bei der Geschäftsstelle des Verbandes der Osteopathen Deutschland viele Nachfragen von Frauen kommen und die täglichen Aufklärungsarbeit im Bereich einer Osteopathie für Frauen einen sehr hohen Stellenwert einnimmt.

Deshalb ist das vorliegende Buch von Birgit Gillemot und Christoph Newiger notwendig und willkommen, denn es schließt eine wichtige Lücke. Lebendig an Sprache, sachlich und doch einfühlsam verständlich, wird es schnell der interessierten Leserin lange nicht beantwortete Fragen klären. Jede Frau wird sich in vielen Kapiteln wieder finden, bzw. erstmals Antworten erhalten und mehr Verständnis für den eigenen Körper und dessen Reaktionen erfahren.

Ein mir persönlich wichtiges Kapitel ist der Abschnitt »Schwangerschaft und Geburt«. In diesem Bereich befinden wir uns in Deutschland leider noch in der Pionierzeit. Die osteopathische Begleitung einer Schwangeren sollte meiner Erfahrung nach jede Frau in Anspruch nehmen, sowie die direkte Begleitung während der Geburt. Die Osteopathie kann hier mit ihrem manuellen Ansatz viel Leid und Schmerz sowohl Mutter wie Kind ersparen und wird gerade auf diesem Gebiet ihrer starken, präventiven Rolle gerecht. Die Osteopathie ist eine hilfreiche Säule für eine sanfte, natürliche Geburt. Eine noch bessere Aufklärungsarbeit und Zusammenarbeit mit Gynäkologen und Hebammen ist ein wichtiges Ziel der Verbandsarbeit, die durch die Autoren eindrucksvoll unterstützt wird.

Ich hoffe, Sie werden mit dieser Lektüre viel Freude und Erkenntnisse während einer spannenden Reise durch Ihren Körper gewinnen.

Marina Fuhrmann

Präsidentin des Verbandes der Osteopathen Deutschland e.V.

Zu diesem Buch

Frauen sind anders, heißt es. Doch Vorsicht, denn eine solche Behauptung macht den Mann zur Norm und Frauen zu dessen Abweichung.

Selbstverständlich unterscheiden sich Frauen von Männern. Doch diese Unterscheidung reicht eben sehr viel weiter, als bloß die Geschlechtsorgane und die Gebärfähigkeit von Frauen zu umfassen. Frauen können nicht nur an eigenen frauenspezifischen Krankheiten leiden, sondern zeigen bei einer Vielzahl von Krankheiten ganz eigene Symptome und reagieren auf Medikamente oft anders als Männer das tun.

Die Schulmedizin hat diese Unterschiede lange Zeit ignoriert und tut es teilweise immer noch: Wenn sie Krankheiten und deren Symptome beschrieb, konzentrierte sie sich meist auf die männlichen Beschwerden; wenn sie wissenschaftliche Studien durchführte, nahmen daran oft nur Männer teil; wenn sie Medikamente erprobte und deren Nebenwirkungen testete, fanden diese Untersuchungen meist nur an Männern statt. Erst in den letzten Jahren hat hier ein Bewusstseinswandel stattgefunden, der den Frauen ihren eigenen, gleichberechtigten Platz einräumt, doch ist dieser Prozess noch lange nicht abgeschlossen.

Was hat das alles mit der Osteopathie zu tun, jener ganzheitlichen Form der Medizin, die vor fast 130 Jahren in Amerika entwickelt wurde? Die Osteopathie ist eben keine Heilkunde, die sich an einem festgelegten Maß orientiert. Bei ihr steht das einzelne Individuum im Mittelpunkt, nicht die meist männliche Norm. Zudem ist die Osteopathie eine weitgehend sanfte Form der Medizin. Behandelt wird ausschließlich mit den Händen, ohne den Einsatz von Instrumenten oder Apparaten und ohne die Verabreichung von Medikamenten. Die Osteopathie ist damit zwar keine eigene, frauenspezifische Medizin, sie wird aber Frauen oft besser gerecht.

Auch weil die Unterschiede zwischen Mann und Frau nicht nur den Organismus betreffen, sondern auch das Empfinden: Frauen haben eine eigene Wahrnehmung der Welt und insbesondere ihres Körpers. Und sie drücken sich anders aus. Weibliches Denken und Empfinden lässt sich deshalb oft nur schwer mit der eher linearen, »männlichen« Wahrnehmung der Schulmedizin vereinen.

So beschreibt die Aussage »schwer zu beschreiben, aber schwer zu ertragen« sehr treffend, was viele Frauen empfinden, wenn sie mit vielfältigen und diffusen Beschwerden den Arzt aufsuchen. Erzählen Sie dann von ihren unterschiedlichen und scheinbar nicht zusammenhängenden Beschwerden, dann werden sie schnell in die »Psycho-Ecke« abgedrängt und durchwandern eine wahre Odyssee verschiedener Arztpraxen und Kliniken. Viele Patientinnen geben dabei irgendwann auf, misstrauen ihren eigenen Empfindungen, verleugnen ihr Körperwissen und willigen in folgenreiche ärztliche Maßnahmen ein, die mehr der Symptombekämpfung als der Behandlung der Ursachen dienen.

Natürlich kann die Osteopathie nicht bei allen Beschwerden helfen, doch erlaubt sie oft, eine teure und aufwändige Behandlung zu umgehen, und wenn man auf Letztere nicht verzichten kann, dann bietet die ergänzende osteopathische Behandlung in jedem Fall eine wirksame Unterstützung, die den Medikamentenverbrauch meist zu reduzieren hilft oder die Heilung beschleunigt.

Eine ganz wesentliche Aufgabe hat sich die Osteopathie auch in der Prävention gesetzt. Wie viele Erkrankungen ließen sich verhindern, wenn sie bereits im Vorfeld behandelt würden. Gerade das sensible Körperempfinden der Frauen ist ein guter Indikator für Störungen, die noch im Entstehen begriffen sind.

Wer so auf seinen Körper hört, schränkt dann ganz von selbst etwa ungesunde Lebensweisen ein, weil er dessen Signale versteht und respektiert. Deshalb gehört zu einer osteopathischen Behandlung eine Beratung zu den Themen Ernährung, Bewegung sowie dem Umgang mit Arbeitsbelastung und Sport dazu.

Bei allen Empfehlungen sollte jedoch Ihr eigenes Empfinden Maßstab aller Dinge bleiben, denn was für tausend andere richtig sein mag, das muss für Sie noch lange nicht gelten.

Ihr Osteopath wird Sie darin unterstützen, die richtige Entscheidung für sich zu treffen, und er wird Sie auf Ihrem Weg begleiten, auch wenn der nicht immer kerzengerade zum Ziele führt.

Viel Spaß beim Lesen wünschen Ihnen
Birgit Gillemot und *Christoph Newiger*

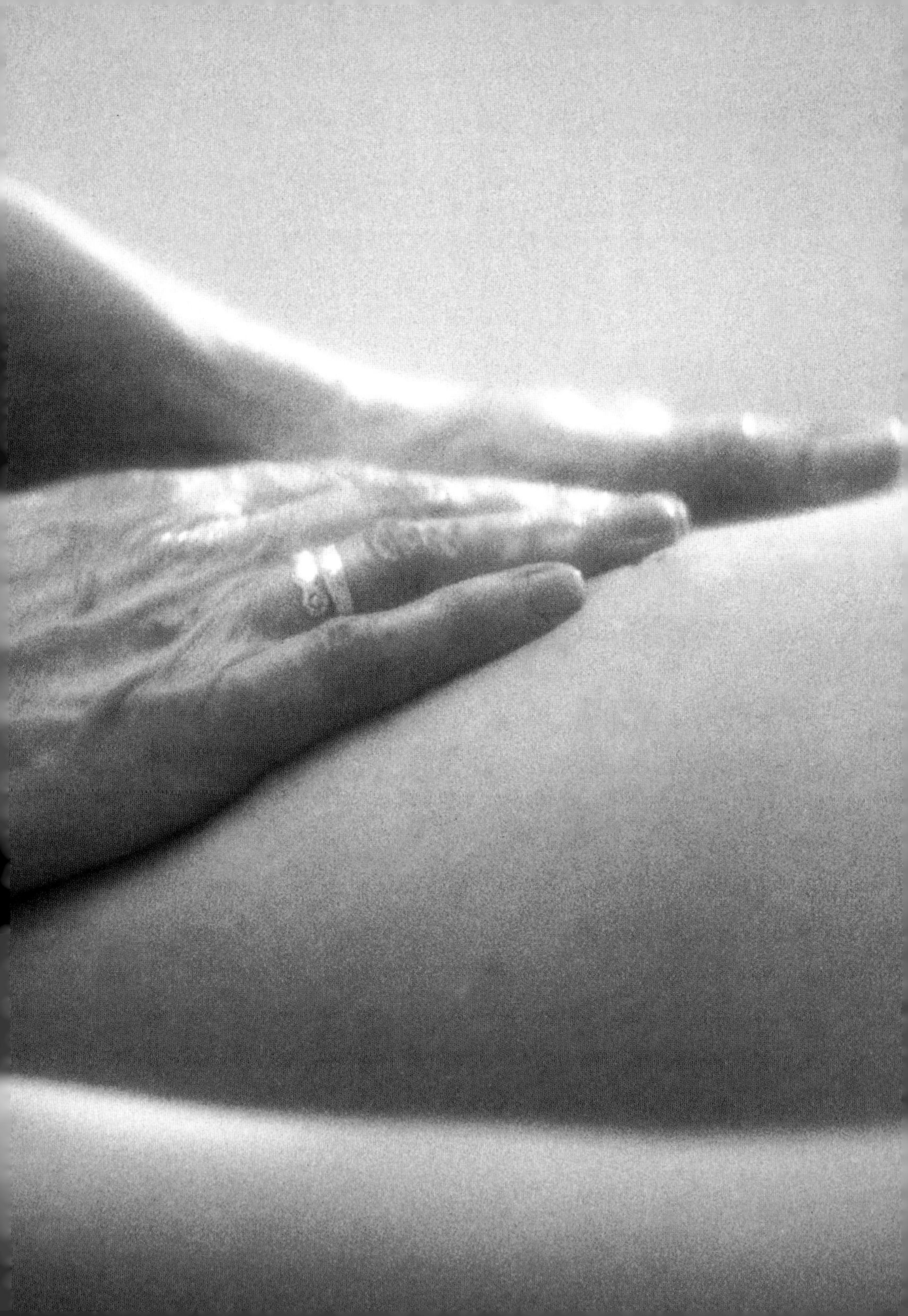

Osteopathie – eine sanfte Medizin mit den Händen

Stellen Sie sich eine Therapieform vor, die Sie als Patientin wahrnimmt und respektiert. Die auf Apparate, Medikamente und Operationen verzichtet, weil sie zur Diagnose und Behandlung nur die Hände nutzt. Eine Therapieform, die zahlreiche Beschwerden und Krankheiten wirksam behandelt und deren Entstehen vorbeugt.

Diese Therapieform trägt den Namen Osteopathie. Gerade unter Frauen erfreut sie sich großer Beliebtheit.

Lernen Sie die Osteopathie kennen und erfahren Sie, wann und wo sie Frauen helfen kann.

Osteopathie definieren

Die Osteopathie bietet viele Vorzüge. Allen voran ist sie mehr als eine bloße Therapieform. Sie erlaubt nicht nur das Behandeln von Beschwerden und Erkrankungen, sondern auch deren Diagnose. Ein Osteopath untersucht also immer erst seine Patienten. Nur so kann er feststellen, ob er überhaupt helfen kann.

Zudem versteht sich die Osteopathie als eine ganzheitliche Form der Medizin. Sie berücksichtigt immer den gesamten Organismus und nicht einzelne Beschwerden. Denn oft liegen Symptome und Ursachen einer Krankheit weit auseinander, zeigt sich also eine Krankheit an ganz anderer Stelle als dort, wo ihr Auslöser sitzt.

Auch deshalb wird eine Patientin in der Osteopathie nie als »Erkrankung xy« behandelt, der ein normiertes Therapiekonzept übergestülpt wird, sondern immer als Individuum wahrgenommen und respektiert. Jeder Mensch besitzt seine ganz eigene Krankengeschichte – diese versucht der Osteopath aufzuspüren.

Schließlich ist die Osteopathie eine manuelle Form der Medizin. Sie verfügt über eigene manuelle Techniken, Handgriffe und Bewegungsabfolgen, die es dem Osteopathen erlauben, Beschwerden und Erkrankungen zu erkennen und zu behandeln. Dabei verzichtet sie auf Medikamente und nimmt auch keine invasiven Eingriffe in Form von Operationen vor. Auch das macht die Osteopathie zu einer sanften Form der Medizin.

Behandelt werden vorwiegend Funktionsstörungen. Darunter versteht man Einschränkungen in Körperabläufen, ohne dass schon offensichtliche Krankheitszeichen ausgebildet werden. Die Osteopathie ist deshalb eine vorbeugende Form der Medizin. Sie verhindert, so weit möglich, das Ausbrechen einer Erkrankung.

Die Osteopathie ist eine ganzheitliche Form der Medizin, die vorwiegend dazu dient, Funktionsstörungen zu erkennen und zu behandeln. Diagnose und Therapie erfolgen mit eigenen, osteopathischen Techniken, die nur mit den Händen ausgeführt werden.

Wie die Osteopathie entstanden ist

Die Osteopathie ist das Lebenswerk des amerikanischen Arztes Andrew Taylor Still (1828–1917). Der Sohn eines methodistischen Wanderpredigers und Arztes erlernte den Beruf des Arztes von seinem Vater und begleitete diesen oft auf dessen Visiten. Es war ein wildes und raues Amerika, in dem Still groß wurde, und noch hatte die Medizin viele heilbringende Entdeckungen vor sich.

Die Lehre beim Vater und das Studium damaliger Medizinbücher reichten für die Zulassung als Arzt, doch wissbegierig, wie Still war, besuchte er später noch ein College für Ärzte und Chirurgen.

Eine erste Begegnung mit den Prinzipien der Osteopathie macht Still bereits als Kind:

Er baut sich eine primitive Schaukel mit einer Leine, doch Kopfschmerzen hindern ihn am Schaukeln. Also lässt er die Schaukel bis knapp über den Boden herab, nimmt ein Betttuch und wirft dessen Ende über das Seil. Er legt sich mit dem Rücken auf das Betttuch, während das Seil seinen Nacken trägt. Recht schnell lassen die leichten Schaukelbewegungen seine Kopfschmerzen verschwinden …

Still lässt sich im Staate Missouri nieder, wo er seine erste Frau heiratet und Vater wird. Als der Bürgerkrieg ausbricht, meldet er sich freiwillig als Chirurg bei der Kavallerie. Die Erfahrungen, die er dabei macht, sind frustrierend, denn oft genug versterben seine Patienten, obwohl er seine Eingriffe nach allen Regeln der damaligen Heilkunst durchführt.

Der Bürgerkrieg endet, und Still wird aus der Armee entlassen. Das Familienglück in friedlichen Zeiten bleibt ihm aber auf tragische Weise verwehrt. Still, der bereits seine erste Frau durch Geburtskomplikationen verloren hat, muss als Arzt hilflos mit ansehen, wie drei seiner Kinder an Hirnhautentzündung sterben. Nur einen Monat später stirbt auch seine Tochter aus zweiter Ehe an den Folgen einer Lungenentzündung.

Für Still, den Arzt und Familienvater, wird dieses Scheitern zum Antrieb für die Suche nach einer neuen Medizin.

Still widmet sich nun verstärkt der menschlichen Anatomie und Physiologie. Er beschäftigt sich mit Knochen, studiert ihre Bewegung und ihr Zusammenspiel. Er bemerkt, dass sich Krankheiten immer auch an den Knochen, also am Bewegungsapparat, zeigen. Deshalb wird er später seiner Medizin den Namen Osteopathie geben, Von »Osteo«, griechisch, der Knochen und »Pathie«, das Leiden, die Krankheit.

Still entdeckt, dass der Körper über selbstregulierende Kräfte verfügt, die, wenn sie entsprechend stimuliert werden, Krankheiten heilen können. Ihn fasziniert, dass er diese Stimulation durch den sanften Druck seiner Hände auslösen kann. Er entwickelt ein mechanisches Bild des Körpers, ähnlich einem Uhrwerk, bei dem alles in Bewegung ist und miteinander zusammenhängt.

So entsteht eine neue Medizin, die ohne Medikamente auskommt. So entsteht vor fast 130 Jahren die Osteopathie.

Osteopathie verstehen

Mit Handauflegen oder Massage hat diese Form der Medizin nichts zu tun. Osteopathie ist vielmehr eine äußerst wirksame Form der manuellen Medizin. Sie erlaubt, bis zu den inneren Strukturen und Regulationsmechanismen des menschlichen Körpers vorzudringen, um auf diese sanft einzuwirken.

Dazu besitzt die Osteopathie ein wissenschaftliches Fundament, auf dem sie aufbaut, eigene Prinzipien, die sie tragen und ein Konzept, das sie kennzeichnet.

Das Fundament der Osteopathie

Um Funktionsstörungen mit den eigenen Händen erkennen und behandeln zu können, muss ein Osteopath die menschliche Anatomie sehr genau kennen. Er muss verstehen, wie der menschliche Körper mit all seinen Organen, Knochen, Gelenken, Muskeln, Sehnen, Blut- und Lymphgefäßen, Gewebestrukturen und Nervenbahnen aufgebaut ist und wo genau diese einzelnen Strukturen im menschlichen Körper sitzen.

Außerdem muss ein Osteopath wissen, wie diese einzelnen Strukturen funktionieren und ineinander greifen. Er muss sich mit der Physiologie, der Funktionsweise des menschlichen Körpers, sehr genau auskennen, denn nur so kann er eine einwandfreie von einer gestörten Funktion unterscheiden.

Auch muss er die Merkmale und Besonderheiten von Krankheiten kennen, wissen, wie diese ablaufen, also die menschliche Pathologie beherrschen.

Und schließlich muss er wissen, wie die einzelnen Strukturen des Körpers entstanden sind, warum unterschiedliche Strukturen ähnlich reagieren, deren gemeinsamen Ursprünge kennen, also mit der Embryologie des Menschen sehr vertraut sein.

Kurzum, ein qualifiziert ausgebildeter Osteopath muss die Grundlagenfächer der Humanmedizin perfekt beherrschen. Nur dann kann er wirksam osteopathisch helfen. Diese wissenschaftlichen Grundlagenfächer bilden das Fundament der Osteopathie.

Die drei Prinzipien der Osteopathie

Das wissenschaftliche Fundament der Osteopathie erklärt noch nicht, wie diese selbst funktioniert. Ihr Wirken beruht auf drei Prinzipien, die der Osteopath nutzt, um Funktionsstörungen zu erkennen und zu behandeln.

Struktur und Funktion

In der Osteopathie spielen die Strukturen eine wichtige Rolle. Dieser Begriff klingt technisch, nach starren, festen Gegenständen. Das gilt aber nicht für den menschlichen Körper, dessen einzelne Strukturen meist weich, beweglich und formbar sind.

Jede dieser Strukturen, ob Organ, Muskel, Gefäß oder anderes mehr, ist eigens dazu geschaffen, bestimmte Funktionen zu erfüllen. Unsere Augen erlauben das Sehen, mit unseren Händen können wir greifen und tasten, unsere Beine ermöglichen das Gehen, unser Herz versorgt die einzelnen Zellen mit sauerstoffreichem Blut und unser Magen dient dem Verdauen – egal welche Struktur wir betrachten, jede von ihnen hat ganz bestimmte Funktionen zu erfüllen und kann diese nur aufgrund der eigenen Beschaffenheit wahrnehmen. Die Struktur ermöglicht also die Funktion.

Die Abhängigkeit gilt aber auch umgekehrt. Denn ein Zuviel oder Zuwenig an Funktion wirkt sich auf die Struktur aus und verändert sie. So wächst beispielsweise ein Muskel, wenn er nur oft genug benutzt oder trainiert wird. Umgekehrt schrumpft (atrophiert) er, wenn seine Funktion nicht mehr gebraucht wird. Ähnliches gilt für alle anderen Strukturen des Körpers. Werden sie viel genutzt, wachsen sie, passen sich also den gestiegenen Anforderungen an, werden sie nur wenig gebraucht, verkümmern sie. Hier ist es also die Funktion, die die Struktur formt.

Diese wechselseitige Abhängigkeit von Struktur und Funktion bildet das erste Prinzip der Osteopathie:

Struktur und Funktion beeinflussen sich gegenseitig.

Der Mensch als Einheit

Die Wechselseitigkeit zwischen der Struktur und ihrer Funktion gilt nicht nur für jedes einzelne Organ, sondern für unseren Organismus insgesamt. Nur wenn all seine zahlreichen, unterschiedlichen Strukturen zusammenwirken, kann unser Organismus als Ganzes funktionieren. Dieses einheitliche Zusammenwirken stellt das zweite Prinzip der Osteopathie da:

Der Mensch bildet eine untrennbare Einheit.

Unser Organismus ist eben weitaus mehr als die Summe seiner Einzelteile, denn alle Strukturen des menschlichen Körpers stehen miteinander in Verbindung. Aus diesem Grund können beispielsweise Beschwerden im Unterleib Kopfschmerzen verursachen oder eine Kaiserschnittnarbe die Verdauung beeinträchtigen. Es ist das Wissen um diese Zusammenhänge, die den ganzheitlichen Aspekt der Osteopathie mit ausmacht.

Die selbstregulierenden Kräfte des Körpers

Was aber passiert, wenn Störungen im Organismus ein einwandfreies Funktionieren behindern? Störungen treten immer auf, denn unser Organismus ist ständig irgendwelchen Einflüssen ausgesetzt. Es muss sich dabei keineswegs um gravierende Einflüsse handeln, es reichen »Kleinigkeiten«: ein leichter Infekt, ein kleiner Schnitt oder einfach eine zu schwere Mahlzeit.

Die Fähigkeit unseres Körpers, diese Einflüsse immer wieder auszugleichen, verdanken wir unseren selbstregulierenden Kräften. Gemeint sind damit alle körpereigenen Mechanismen, Reflexe und Prozesse, die uns vom Krankwerden abhalten und, sind wir einmal krank geworden, zur Gesundung zurückverhelfen.

Zu den selbstregulierenden Kräften zählen beispielsweise die Fähigkeit des Blutes zu gerinnen, die Narbenbildung nach einer Verletzung, die Bakterienabwehr bei einer Infektion oder die Knochenneubildung nach einem Bruch.

Diese selbstregulierenden Kräfte des Organismus bilden das dritte Prinzip der Osteopathie.

Kein Arzt, keine Medizin und auch nicht die Osteopathie können einen kranken Organismus heilen. Das vermag nur der Organismus selbst über seine selbstregulierenden Kräfte. Sie gilt es, freizusetzen und zu aktivieren.

Genau das macht ein Osteopath. Er heilt nicht, sondern hilft dem Körper sich selbst zu heilen, indem er dessen selbstregulierende Kräfte unterstützt.

Das Konzept der Osteopathie

Wie aber nutzt ein Osteopath diese drei Prinzipien? Und wie lassen diese sich zu einem wirksamen, medizinischen Konzept vereinen?

Die Osteopathie baut auf einer ganz einfachen Beobachtung auf: Leben ist Bewegung.

Wann immer etwas lebt, bewegt es sich. Betrachten wir dazu unseren Körper und dessen Strukturen. Wir sind ständig in Bewegung, ob wir gehen oder sitzen, unsere Hände zum Arbeiten nutzen, den Kopf drehen, heben oder senken. All das sind Bewegungen, die wir fortlaufend durchführen und willentlich steuern.

Es gibt aber auch eine ganze Reihe von meist kleineren, feinen Bewegungen, die automatisch ablaufen und die wir nicht oder kaum willentlich beeinflussen können. So schlägt beispielsweise unser Herz etwa 100000-mal am Tag und pumpt mit jedem Herzschlag sauerstoffreiches Blut über die Blutgefäße bis in jede einzelne Körperzelle. Diese Bewegung können wir als Puls an nahezu allen Stellen unseres Körpers wahrnehmen. Unsere Lunge, über die wir ein- und ausatmen, führt Tag für Tag etwa 20000 Atembewegungen durch. Mit jeder einzelnen Atembewegung weitet sich der komplette Brustkorb, hebt und senkt sich das Zwerchfell und drückt auf die Organe im Bauchraum. Auch die Verdauung der Nahrung, die wir mehrmals am Tag zu uns nehmen, geht mit Bewegungen einher, angefangen beim Kauen und Schlucken bis hin zu den peristaltischen Bewegungen, mit denen der Nahrungsbrei durch die Verdauungsorgane hindurchgeschoben wird.

Egal, welche Struktur des menschlichen Körpers wir betrachten, jede von ihnen bewegt sich und kann nur so funktionieren.

Dieser Zusammenhang zwischen Bewegung und Funktion ist das eigentliche Konzept der Osteopathie: Funktionen zeigen sich als Bewegungen der Struktur, Funktionsstörungen verändern diese Bewegungen.

Wenn ein Osteopath nach Funktionsstörungen sucht, dann untersucht er die Bewegungen der einzelnen Strukturen. Er überprüft also das Ausmaß der Bewegung, ihre Richtung, den Rhythmus und den Spannungszustand. Findet er eine eingeschränkte Bewegung vor, dann weiß er, dass auch die Funktion der Struktur gestört ist.

Die Osteopathie dient aber nicht nur der Diagnose, sondern erlaubt auch die Behandlung. Die gegenseitige Abhängigkeit von Struktur und Funktion – das erste Prinzip der Osteopathie – erklärt, warum die Osteopathie überhaupt funktionieren kann. Der Osteopath hilft mit seinen Händen der betroffenen Struktur, ihre ursprüngliche Bewegung wieder aufzunehmen. Stimmen deren Bewegungen wieder, so kann die Struktur ihre Funktion wieder ausüben. Einen möglichen Schaden an der Struktur kann der Osteopath nicht beheben, das vermögen nur die Selbstregulierungskräfte des Körpers.

Der Osteopath unterstützt diese Kräfte, indem er für Bewegung sorgt. Denn die ständig aktiven Selbstregulierungskräfte haben ihre steuernden und produzierenden Zentren an sehr unterschiedlichen Stellen im Körper. So steuern Gehirn und Rückenmark die Schutzreflexe, produzieren die überall im Körper verteilten Hormondrüsen die Hormone, während im Knochenmark, Milz und Lymphknoten die weißen Blutkörperchen zur Bakterienabwehr entstehen. Der Osteopath kennt diese Zusammenhänge. Sie führen ihn weg von der einzelnen Beschwerde, hin zur ganzheitlichen Betrachtung seines Patienten – das zweite Prinzip der Osteopathie.

Über die Blut- und Lymphgefäße sowie über die Nervenbahnen gelangen die selbstregulierenden Kräfte zu den einzelnen Strukturen des Körpers.

Weist aber nun eine Struktur krankheitsbedingt eine Veränderung auf, dann sind auch die angrenzenden Leitungsbahnen beeinträchtigt und hindern die Selbstheilungskräfte daran, in vollem Umfang zu wirken.

Die unterschiedlichen Bewegungsformen

Die Osteopathie unterscheidet drei Formen von Bewegung:

- Die Mobilität umfasst alle Bewegungen, die wir willentlich über unser Zentralnervensystem, also Gehirn und Rückenmark, steuern.
- Die Motrizität bezeichnet alle körpereigenen Automatismen wie den Herzrhythmus, den Atemrhythmus und die Peristaltik der Verdauungsorgane, die durch unser vegetatives Nervensystem gesteuert werden.
- Die Motilität steht für Bewegungen, die durch den so genannten primären Respirationsmechanismus ausgelöst werden (siehe Abschnitt »Der kraniosakrale Bereich«, S. 29 f).

Ein Osteopath kennt alle drei Formen der Bewegung und nutzt sie für seine Diagnose und Behandlung.

Genau hier greift der Osteopath ein: Er sorgt für die notwendige Bewegung und setzt mit seinen manuellen Techniken diese Leitungsbahnen frei. Nun können die selbstregulierenden Kräfte – das dritte Prinzip der Osteopathie – ihren Einsatzort erreichen und der betroffenen Struktur zur Gesundung zurückverhelfen.

Der menschliche Körper aus osteopathischer Sicht

Bevor Andrew Taylor Still der Osteopathie ihren Namen gab, bezeichnete er sich selbst als »lightning bonesetter«, blitzschneller Knochen-Einrenker. Für ihn standen die Knochen, also der Bewegungsapparat, im Vordergrund. Seit jenen Zeiten hat sich die Osteopathie rasant weiterentwickelt. William Garner Sutherland, ein Schüler von Still, ergänzte sie in den 30er Jahren des 20. Jahrhunderts um den kraniosakralen (die Achse von Schädel, Wirbelsäule und Becken betreffend) Bereich. Andere Osteopathen erweiterten die Osteopathie später um den viszeralen (die Organe betreffend) Bereich.

Heutzutage wird die Osteopathie in allen drei Bereichen angewandt. Gemeinsam decken sie den menschlichen Körper in seiner Gesamtheit ab und machen die Osteopathie zu einer ganzheitlichen Form der Medizin.

Der Bewegungsapparat

Zum Bewegungsapparat, dem so genannten parietalen Bereich, zählen alle Strukturen, die dem Körper Mobilität ermöglichen.

Für den notwendigen Halt sorgt dabei unser Skelett mit seinen bis zu 212, teils paarigen Knochen, die je nach Funktion unterschiedlich geformt sind. Auch wenn sie nicht den Anschein erwecken, sind Knochen lebendes Gewebe. Sie wachsen und passen sich den unterschiedlichen Zug- und Druckbelastungen fortlaufend an. In ihrem Inneren sitzt blutbildendes Knochenmark, das im Laufe des Wachstums, mit Ausnahme von Brustbein, Becken und Wirbeln, durch fetthaltiges Knochenmark ersetzt wird. Knochen sind von einer Knochenhaut, dem Periost, umgeben, das neue Knochensubstanz bildet und die Knochen mit Nerven versorgt.

Zwischen den einzelnen Knochen sitzen meist Gelenke. Sie ermöglichen erst die Bewegungen unseres Skeletts.

An den Knochengelenken lässt sich sehr einfach der Zusammenhang zwischen Funktion und Bewegung aufzeigen. Solange ein Gelenk beweglich bleibt, funktioniert es. Ist die Beweglichkeit hingegen eingeschränkt oder gar blockiert, liegt eine Funktionsstörung vor.

Auch wenn sich Gelenke je nach Form stark unterscheiden, ähneln sie sich doch in ihrem Aufbau. Sie werden von Gelenkbändern zusammengehalten und von einer Gelenkkapsel umgeben. Knorpel überzieht ihre Gleitflächen. Gelenkschmiere ermöglicht ein besseres Gleiten.

Für das Ausführen der Bewegungen sind Muskeln zuständig. Die Skelettmuskeln können dabei unterschiedliche Funktionen wahrnehmen und der Schnellkraft, Ausdauer, Feinmotorik oder der Koordination dienen. Dazu besitzen sie in ihren Fasern kontraktile Elemente, die ein Dehnen und Zusammenziehen des Muskels ermöglichen. Wird ein Muskel nicht mehr gebraucht, bilden sich die kontraktilen Elemente zurück, der Muskel degeneriert: Die ausbleibende Funktion verändert dann die Struktur.

Faszien und Osteopathie

In der Schulmedizin spielen Faszien kaum eine Rolle. Für die Osteopathie sind sie hingegen von großer Bedeutung, als wichtiger Bestandteil des Bewegungsapparates aber auch in anderen Zusammenhängen. Faszien, das sind bindegewebige Häute, die alle Strukturen des Körpers wie Hüllen umgeben, ineinander übergehen und gemeinsam eine große Körperfaszie bilden. Faszien schaffen die große Einheit des Körpers, denn sie verbinden selbst Strukturen, die funktionell nichts miteinander zu tun haben. Je nach Struktur kann deren Umhüllung recht eng oder auch sehr locker sitzen. Zu den großen, bekannten Faszien zählen das Rippen- und das Bauchfell.

Faszien können Kraft oder Zug übertragen und Bewegungseinschränkungen speichern. Das Prinzip ähnelt dabei einer Frischhaltefolie: Wenn wir eine Frischhaltefolie spannen und eine Seite mit einem Gewicht beschweren, dann setzt sich der Zug, den dieses Gewicht verursacht, bis an das Ende der Folie fort und ist hier spürbar. Wenn wir das Gewicht wieder entfernen, kehrt die Folie in ihren ursprünglichen Zustand zurück. War das Gewicht hingegen schwer genug, hinterlässt es einen Abdruck in der Folie.

Gleiches gilt für die Faszien. Lokale Einwirkungen auf eine Faszie können oft an ganz anderer Stelle erspürt werden. Sind die Einwirkungen stark genug, hinterlassen sie in den Faszien sogar einen Abdruck, eine osteopathische Verletzung.

Wenn ein Osteopath nach den Ursachen von Beschwerden sucht, folgt er mit seinen Händen oft dem Zug der Faszien. Sie leiten ihn meist von den Beschwerden weg, hin zu weit entfernten Ursachen.

Es gibt noch einen weiteren Grund, weshalb Faszien für die Osteopathie so wichtig sind. Denn in ihnen verlaufen die Gefäßsysteme und Leitungsbahnen, die alle Strukturen des Körpers mit Blut, Lymphe und neuronalen Impulsen versorgen und in denen die selbstregulierenden Kräfte zirkulieren.

Sind nun die Faszien, aufgrund einer osteopathischen Verletzung oder weil sie Zug übertragen und deshalb unter Spannung stehen, beeinträchtigt, dann wirkt sich dieses auch auf die in ihnen verlaufenden Gefäßsysteme und Leitungsbahnen aus. Ist deren Funktion aber gestört, dann gefährdet das die Versorgung der einzelnen Strukturen und können die selbstregulierenden Kräfte nicht ihrer Arbeit nachkommen. Wenn also ein Osteopath die selbstregulierenden Kräfte des Körpers unterstützen will, arbeitet er oft an den Faszien und löst hier Spannungen und osteopathische Verletzungen.

Faszien sind nicht nur ein wichtiges »Instrument«, um die Ursachen von Beschwerden aufzuspüren, sondern auch ein sehr wichtiges Behandlungsgebiet der Osteopathie.

Die inneren Organe

Der zweite Bereich der Osteopathie, der viszerale Bereich, beschäftigt sich mit den inneren Organen. Zu ihnen zählen die Organe aus dem Brustkorb, also Herz und Lungen, sowie die Verdauungs- und Geschlechtsorgane aus dem Bauchraum.

Auch für den viszeralen Bereich gilt das osteopathische Konzept: Funktionen zeigen sich als Bewegungen der einzelnen Strukturen.

Unsere inneren Organe sind ständig in Bewegung. Sie werden durch unseren Bewegungsapparat mitbewegt, erfahren Bewegungen durch das atembedingte Auf und Ab des Zwerchfells und durch den Herzschlag, der die Organe pulsieren lässt. Magen, Darm und Harnleiter unterliegen zusätzlich den wellenförmigen Bewegungen der Peristaltik und an allen Organen können Osteopathen die Bewegungen des primären Respirationsmechanismus (siehe den folgenden Abschnitt »Der kraniosakrale Bereich«) wahrnehmen.

Die inneren Organe bewegen sich dabei keineswegs willkürlich irgendwo im Brustkorb oder Bauchraum herum, sondern folgen genauen Bewegungsachsen. Denn alle Organe besitzen Anheftungspunkte – meist über Bänder mit der Wirbelsäule oder dem Becken – sowie Berührungspunkte zu anderen Strukturen. Die inneren Organe ähneln daher in ihren Bewegungen den Gelenken unseres Skeletts. Untersucht ein Osteopath die Beweglichkeit einzelner Organe, spricht er deshalb oft vom viszeralen Gelenk.

Bewegungseinschränkungen der inneren Organe bezeichnet der Osteopath als Fixationen. Da eine Bewegungseinschränkung meist ein Indiz für eine Funktionsstörung ist, spricht der Osteopath auch von einer funktionellen Fixation. Es gibt auch andere Formen der Fixation, etwa, wenn ein Organ zusätzlich seine Lage verändert oder wenn ein Organspasmus, also das krampfhafte Zusammenziehen der Muskeln eines Hohlorgans, vorliegt. Jede Fixation wirkt sich auf das betroffene viszerale Gelenk aus.

Eine osteopathische Behandlung im viszeralen Bereich hat meist zum Ziel, Fixationen aufzuspüren und zu lösen, damit das betroffene Organ seine Funktion wieder in vollem Umfang wahrnehmen kann.

Der kraniosakrale Bereich

Die Osteopathie kennt einen dritten Bereich des menschlichen Körpers, der durch die Achse von Schädel, Wirbelsäule und Becken gebildet wird: den kranioskralen Bereich.

Nach osteopathischem Verständnis ist der Schädel keine starre Kapsel, sondern setzt sich aus einzelnen Knochen zusammen, die an den Schädelnähten, ähnlich Scharnieren, sehr feine Bewegungen erlauben. Die Schulmedizin verneint diese Beweglichkeit der einzelnen Schädelknochen, zumindest beim erwachsenen Menschen.

Osteopathen können hingegen diese Bewegungen vor allem am Schädel (Kranium) und am Kreuzbein (Sakrum) mit ihren geschulten Händen erspüren.

Die Verbindung von Schädel und Becken entlang der Wirbelsäule ist anatomisch gegeben: Unser Zentralnervensystem besteht aus dem Gehirn, das im Schädel sitzt, als Stammhirn den Schädel über das Hinterhauptloch verlässt und als Rückenmark die Wirbelsäule durchzieht. Das Zentralnervensystem badet dabei in der Gehirn-Rückenmarks-Flüssigkeit, dem Liquor, und ist von drei übereinander liegenden Häuten umgeben, die Gehirn und Rückenmark umhüllen. Auf Höhe des dritten Lendenwirbels, dort, wo das Rückenmark endet, gehen die Häute zusammen und bilden auf Höhe des Sakrums einen abschließenden fadenförmigen Fortsatz, das Filum terminale, das an der Rückseite des Steißbeins befestigt ist.

Der primäre Respirationsmechanismus

Auslöser der feinen Bewegungen im kraniosakralen Bereich ist der primäre Respirationsmechanismus. Einem Erklärungsmodell zufolge verbirgt sich dahinter die zyklische Neubildung der Gehirn-Rückenmarks-Flüssigkeit. Diese bildet sich schubweise in den Hirnkammern und füllt, bevor sie von den Blutbahnen des Schädels absorbiert wird, den Raum zwischen Zentralnervensystem und Hirnhäuten aus. So entstehen feinste, wellenförmige Bewegungen, die ein Osteopath am gesamten Körper, vor allem aber am Kreuzbein und Schädel, erspüren kann.

Hier überträgt sich diese minimale Druckveränderung auf die äußerste Hirnhaut, die den Schädel auskleidet. Während der Produktionsphase des Liquors dehnt sich der an den Schädelnähten bewegliche Schädel seitlich, und Stirn und Hinterhaupt nähern sich. Während der Resorptionsphase zieht sich der Schädel dagegen seitlich zusammen, und Stirn und Hinterhaupt weiten sich.

Die zyklische Neubildung des Liquors erfolgt acht- bis vierzehnmal in der Minute und bildet einen eigenen Automatismus, der weder mit dem Herzrhythmus noch mit der Atemfrequenz im Zusammenhang steht.

Wenn ein Osteopath kraniosakral arbeitet, überprüft er vor allem die Beweglichkeit der Schädelknochen. Sind diese blockiert, wirkt sich das auf den primären Respirationsmechanismus und damit auf den gesamten Organismus und seine Fähigkeit zur Selbstheilung aus.

Der Osteopath nutzt den primären Respirationsmechanismus, so wie der Arzt den Puls und den Blutdruck, als ein wichtiges diagnostisches Instrument. Er kann erspüren, ob er stark oder schwach ist, gleichmäßig und harmonisch erfolgt und somit Rückschlüsse auf funktionelle Störungen ziehen. Der Osteopath setzt den primären Respirationsmechanismus auch zur Behandlung ein und kann mit ihm deren Erfolg überprüfen.

Die kraniosakrale Therapie

Die kraniosakrale Therapie ist ein fester Bestandteil der Osteopathie, hat sich aber seit den 70er Jahren des 20. Jahrhunderts zu einer eigenständigen Therapieform weiterentwickelt. Der Einsatz dieser wirksamen Therapiemethode erfordert eine langjährige, qualifizierte Ausbildung.

Der Weg des Krankwerdens

Die Osteopathie behandelt vorwiegend Funktionsstörungen und keine Krankheiten. Was unterscheidet also Funktionsstörungen von Krankheiten und welchen Stellenwert haben diese entlang dem Weg vom Gesundsein zum Krankwerden?

Nach osteopathischem Verständnis erfolgt der Prozess des Krankwerdens in vier Schritten.

Gesund sein heißt ausgleichen

Wenn wir unser eigenes Verständnis von Gesundsein etwa mit dem des Partners oder einer Freundin vergleichen, werden wir feststellen, dass

Gesundheit eine individuelle Größe ist. Sie variiert von Mensch zu Mensch und ändert sich auch im Laufe eines Lebens. Gesundheit ist also keine Ziellinie, die man erreichen muss, sondern ein individuelles, sich änderndes Gleichgewicht, das es gilt, fortlaufend zu halten. Gesundheit lässt sich daher eher mit einem Weg vergleichen, entlang dem wir uns bewegen. Kommen wir von diesem Weg ab, werden wir krank.

Gesundheit ist lebensnotwendig. Unser Organismus muss gesund sein, um all seine Funktionen perfekt ausüben zu können. Aus diesem Grund ist unser Körper bei Krankheiten immer bestrebt, zu seinem gesundheitlichen Gleichgewicht zurückzugelangen.

Einflüsse können uns aus diesem Gleichgewicht bringen. Sie wirken ständig auf uns ein und unser Organismus ist fortlaufend damit beschäftigt, auf sie zu reagieren. Für die wichtigsten Einflüsse besitzen wir sogar eigene Sinnesorgane. Wenn wir etwas sehen, hören, riechen, schmecken oder fühlen, nehmen wir unterschiedliche Einflüsse wahr und beurteilen bewusst oder unbewusst, ob sie für unsere Gesundheit von Vorteil sind oder schaden können. Ob Luft, Nahrung oder Licht, unser Organismus ist auf Einflüsse regelrecht angewiesen und könnte ohne sie gar nicht funktionieren.

Einflüsse kommen auch von innen. Unser Körper baut ständig Zellen auf und ab. Dabei kommt es immer wieder zu Störungen, die unsere Selbstregulierungskräfte in den allermeisten Fällen beheben können.

Einflüsse können also positiv oder negativ sein, doch selbst negativen Einflüssen kann unser Organismus meist etwas Vorteilhaftes abgewinnen. So stärken beispielsweise Infektionserkrankungen, einmal ausgestanden, unser Immunsystem und machen damit den Weg unserer Gesundheit breiter.

Nicht der Einfluss selbst ist entscheidend, sondern wie unser Körper darauf reagiert. Er kann Einflüsse zum eigenen Vorteil aufnehmen oder abwehren. Gelingt ihm die Abwehr nicht, kann der Einfluss die Funktion einer Struktur beeinträchtigen. So entsteht eine Funktionsstörung, die der Osteopath auch als osteopathische Verletzung bezeichnet. Funktionsstörungen stehen meist zu Beginn einer Erkrankung.

Die osteopathische Verletzung

Eine Funktionsstörung nehmen wir in der Regel kaum wahr. Sie verursacht meist keine Schmerzen und liefert oft keine klinischen Befunde. Manchmal klagen wir lediglich über ein Unwohlsein: aus osteopathischer Sicht ein deutlicher Hinweis auf eine gestörte Funktion.

Der Osteopath erkennt Funktionsstörungen anhand von veränderten Bewegungen im Gewebe. Dabei können sich die Bewegungsachsen einzelner Strukturen verändert haben, das Ausmaß der Bewegung oder ihre Qualität.

Mit seinen Händen kann ein Osteopath diese Funktionsstörungen ertasten. Osteopathen bezeichnen das als Palpieren.

Funktionsstörungen kompensieren

Der menschliche Körper ist eine untrennbare Einheit. All seine Strukturen sind voneinander abhängig und können nur miteinander funktionieren. Damit aber nicht eine einzelne Funktionsstörung dieses lebenswichtige Zusammenspiel gefährdet, besitzt unser Körper die Fähigkeit, ausgefallene oder eingeschränkte Funktionen zu kompensieren. Er leiht sich also die betroffene Funktion von einer anderen Struktur aus, die diese Funktion zumindest zeitweise übernehmen kann. Wenn wir uns beispielsweise einen Knöchel verstauchen, werden wir das betroffene Bein schonen und dafür stärker auf dem anderem Bein auftreten.

Die Fähigkeit zu kompensieren, besitzen viele Strukturen des Körpers. Doch nicht jede Funktionsstörung lässt sich ersetzen. Für lebenswichtige Funktionen wie Atmung und Kreislauf gibt es keinen Ersatz. Deshalb reagiert unser Körper sehr heftig, wenn Störungen in diesen Bereichen auftreten.

Kompensieren schafft uns zwei Vorteile: Die Funktionsfähigkeit des Organismus bleibt in seiner Gesamtheit erhalten und die Funktionsstörung, die kompensiert wird, kann schneller heilen.

Doch es gibt auch eine Kehrseite. Denn eine kompensierende Struktur ist letztlich nicht dafür geschaffen, eine fremde Funktion zusätzlich zu übernehmen. Die übernommene Funktion wird deshalb nie die Leistung der ursprünglichen Funktion erreichen. Auch wird die kompensierende Struktur ihre eigene Funktion reduzieren müssen.

Kompensationen beeinträchtigen immer die kompensierende Struktur. Damit sinkt gleichzeitig die Fähigkeit des Körpers, Funktionen auszuüben. Kann der Organismus aber seine Funktionen nicht mehr in vollem Umfang ausüben, nimmt auch seine Fähigkeit ab, auf Einflüsse zu reagieren. Je mehr Kompensationen wir also ansammeln, desto anfälliger wird unser gesundheitliches Gleichgewicht.

Die Art, wie unser Organismus mit Beschwerden und Krankheiten umgeht, hängt ganz entscheidend von der Anzahl und Schwere der angesammelten Kompensationen ab. Auch deshalb erfolgt die osteopathische Behandlung einer Erkrankung immer individuell.

Kompensationen zeigen sich meist an Strukturen, die viel Bewegung ermöglichen oder an Faszien enden. Ein Osteopath erkennt eine Kompensation genauso wie eine Funktionsstörung anhand der eingeschränkten Bewegung. Kompensationen bleiben möglicherweise bestehen, selbst wenn die auslösende Störung nicht mehr vorhanden ist. Oft löst sogar eine Kompensation die nächste aus, so dass ganze Kompensationsketten im Körper entstehen.

Wenn der Körper überfordert wird

Wenn eine Funktionsstörung lang genug anhält, ändert sich irgendwann auch die betroffene Struktur. Spätestens dann liefert die Struktur klinische Werte, wir zeigen Symptome, klagen über Beschwerden und gelten als erkrankt. Nicht immer muss der Weg über eine Funktionsstörung laufen. Einflüsse können gleich so stark oder heftig auf eine Struktur einwirken, dass diese umgehend zu Schaden kommt. Auch dann gelten wir als krank.

Kompensationen können auch zu Erkrankungen, also Veränderungen der Struktur, führen. Denn eigentlich sind Kompensationen nichts anderes als Funktionsstörungen, allerdings an der kompensierenden Struktur. Halten sie lang genug an, dann verändern sie irgendwann die Struktur selbst.

Ein krankheitsauslösender Einfluss kann mitunter auch recht harmlos sein. Doch haben sich dann in unserem Körper so viele Kompensationen angesammelt, dass dieser auf diesen Einfluss gar nicht mehr richtig reagieren kann.

Wenn wir erkranken, sind unsere selbstregulierenden Kräfte besonders gefordert. Unser Körper konzentriert dann diese Kräfte auf den erkrankten Bereich und reduziert alle anderen nicht so wichtigen Funktionen. Aus diesem Grund fühlen wir uns, wenn wir krank sind, meist müde und kraftlos und laufen Gefahr, uns zusätzliche Erkrankungen »einzufangen«. Nicht immer gelingt es unserem Organismus, eine Krankheit allein zu bekämpfen. Spätestens dann benötigt er Hilfe.

Die Behandlung von Krankheiten im Sinne von strukturellen Veränderungen oder Schäden ist die wesentliche Aufgabe der Schulmedizin. Auch sie unterstützt die selbstregulierenden Kräfte des Körpers, damit dieser wieder heilen kann. Dazu nutzt sie Medikamente, chirurgische Eingriffe oder physikalische Verfahren.

Die osteopathische Behandlung von Krankheiten

Das Ausbrechen einer Krankheit mit ihren spezifischen Symptomen und klinisch nachweisbaren Werten stellt aus osteopathischer Sicht den letzten Schritt auf dem Weg zum Krankwerden dar. Vorausgegangen sind ihr meist Funktionsstörungen und Kompensationen als Folge von Einflüssen, auf die unser Körper nicht angemessen reagieren konnte.

Die Krankheit selbst ist deshalb für einen Osteopathen gar nicht so interessant. Er will vielmehr wissen, wie es zu dieser Erkrankung gekommen ist und warum unser Organismus nicht in der Lage war, das Ausbrechen der Krankheit aufzuhalten.

Die Osteopathie hat nicht zum Ziel, einzelne Krankheiten zu behandeln, sondern sucht nach deren Ursachen, die je nach Patient sehr unterschiedlich sein können. Erst wenn diese Ursachen entdeckt und behoben wurden, kann uns wirksam und anhaltend geholfen werden.

Die Osteopathie sucht also nach den Auslösern von Krankheit, um diese zu behandeln. Das macht die große Wirksamkeit der Osteopathie aus. Ihr ganzheitlicher Ansatz und ihr eigenes Verständnis bestimmter anatomischer und physiologischer Zusammenhänge erlauben ihr dabei oft Behandlungserfolge, die anderen Therapieformen versagt bleiben.

Es gibt aber noch einen zweiten Grund, der die Osteopathie so wertvoll macht: Wenn funktionelle Störungen den Beginn einer Krankheit markieren und die Osteopathie vorwiegend diese Störungen behandelt, dann agiert sie vorbeugend. Sie verhindert, soweit möglich, dass Krankheiten ausbrechen.

Ist eine Krankheit einmal ausgebrochen, wird der Osteopath sie vom Prinzip her genauso wie eine Funktionsstörung behandeln. Den Schaden oder die Veränderung an der Struktur kann er nicht beheben. Aber weil eine strukturelle Störung immer mit einer Funktionsstörung einhergeht, kann er der Struktur helfen, ihre ursprüngliche Funktion wiederzuerlangen. Dazu setzt er seine manuellen Techniken ein, damit die Struktur ihre ursprünglichen Bewegungen wieder aufnehmen kann. Findet die Struktur zu diesen Bewegungen zurück, dann können die selbstregulierenden Kräfte sich voll entfalten und den Schaden an der Struktur heilen.

Frauen und Medizin

Wenn sich Frauen einer Medizinform als Patientinnen anvertrauen, dann muss diese den Frauen gerecht werden können, denn andernfalls kann sie nicht wirklich helfen.

Helfen setzt aber voraus, den anderen zu verstehen, und das gelingt nur, wenn man sein Gegenüber in dessen Wirklichkeit erkennt. Wie steht es also um das Bild der Frau in der Medizin heute und wie weit stimmt die medizinische Vorstellung des Weiblichen mit der Wirklichkeit überein?

Frauen in der Geschichte der Medizin

Über Jahrtausende hinweg war die Medizin in der Hand der Frauen. Nicht die wissenschaftliche Heilkunde, sondern die alltägliche, auf Erfahrung und Überlieferung beruhende Medizin, die vorwiegend Kräuter, Salben und Heilöle nutzte, um Beschwerden zu behandeln.

Dass Frauen diese »heilende« Rolle übernahmen, verwundert nicht, denn nur sie können Leben heranwachsen lassen, gebären und eigenständig ernähren. Frauen bestimm(t)en über das Leben. Dieses schöpferische, lebensbejahende und -erhaltende Prinzip ist somit ein urweibliches und geht gleichzeitig mit einer starken Naturverbundenheit einher: So wie die Kräuterfrauen ihre Medikamente in der freien Natur fanden, richtet sich der Zyklus der Frau nach dem Mondkalender, also nach den Gesetzmäßigkeiten der Natur.

Die Frauenmedizin selbst war damals mehr oder minder auf die Geburtshilfe beschränkt, die wiederum nur von Frauen ausgeübt wurde. Waren es zuerst meist ältere, weise Frauen, die mit ihrer Erfahrung und ihrem Können die Geburt begleiteten, entwickelte sich mit der Zeit daraus der Beruf der Hebamme. Keine Wissenschaft damals, sondern ein weibliches Handwerk, das das Wunder des Gebärens und Lebens unterstützte.

Medizinische Forschung hat es seit der Antike gegeben, doch blieb sie, gesellschaftlich bedingt, den männlichen Gelehrten vorbehalten. Deshalb gibt es auch, mit Ausnahme der Schriften von Hildegard von Bingen (1098–1179), über Jahrhunderte hinweg keine nennenswerten »wissenschaftlichen« Arbeiten von Frauen zu medizinischen Themen.

Mit dem Ende des »dunklen« Mittelalters machte sich dann ein neuer Geist breit. Der Mensch, bisher einer als unberechenbar und gefährlich geltenden Natur ausgeliefert, schickte sich an, diese künftig mit den Mitteln der Wissenschaft zu beherrschen. Es ist kein Zufall, dass etwa zum gleichen Zeitpunkt die Epoche der Hexenverfolgung begann, der nicht nur, aber vor allem Frauen zum Opfer fielen.

Die ersten Universitäten entstanden, an denen natürlich nur Männer studierten durften. Die Wissenschaft bemächtigte sich nun im breiteren Umfang auch der Medizin, um die Geheimnisse des Menschen und seines Körpers zu ergründen.

Das größte Geheimnis, das des Entstehens und Gebärens von Leben, blieb der neuen Medizin aber noch lange vorenthalten. Hier hatten immer noch die Frauen selbst das Sagen und die ihnen helfenden Hebammen, die damit zu Konkurrentinnen der Physici, der Ärzte, wurden. Mit Verordnungen wurden deshalb die Kompetenzen der Hebammen stark eingeschränkt und später Gebäranstalten gegründet, in denen Frauen, nun unter ärztlicher Aufsicht, ihre Kinder zur Welt bringen sollten.

Aus einer ursprünglich rein weiblichen und naturverbundenen Frauenmedizin war so eine männlich besetzte, wissenschaftliche Gynäkologie geworden. Das schöpferische, weibliche Prinzip war durch das forschende, beherrschen wollende Prinzip verdrängt worden. Aus dem natürlichen Ereignis von Schwangerschaft und Geburt war ein medizinisch zu kontrollierender Vorgang geworden. Die Medizin hatte die Schwangere zur eigenen Patientin gemacht.

Frauen in Pflegeberufen und Medizin

Aus männlicher, »wissenschaftlicher« Sicht war es nur konsequent, den Frauen das Studium der Medizin und deren Ausübung zu verwehren. Denn, »der wahre Geist der exakten Naturwissenschaften und sein Einfluss auf das Denken und Handeln des Arztes, wird dem Weibe stets verschlossen bleiben«, so die Argumentation eines Professors für Anatomie und Physiologie im Jahre 1872.

Für Frauen wurde, in Anlehnung an die Armen- und Krankenpflege religiöser Orden, ein eigener Beruf geschaffen, den der Krankenschwester. Diese hatten sich vor allem der Fürsorge und Pflege ihrer Patienten zu widmen, typische mütterliche Eigenschaften, weshalb dieser Beruf eben von Frauen und nicht von Männern ausgeübt werden sollte.

So meinte man, einerseits Frauen vom Medizinberuf abhalten zu können und hatte gleichzeitig eine Rangordnung hergestellt: der denkende, seiner Wissenschaft verpflichtete Arzt und die ihm weisungsgebundene pflegende Krankenschwester.

Dennoch, die Emanzipation war nicht aufzuhalten. Ab 1900 durften in Deutschland Frauen erstmals Medizin studieren. 1906 begann die erste Frauenärztin mit ihrem Studium, 1920 wurde auch das Habilitationsrecht für Frauen eingeführt.

Heutzutage ist etwa die Hälfte aller Medizinstudenten weiblich und jeder dritte Arzt eine Frau. In führenden Positionen, etwa als Chefärztinnen oder Professorinnen, sind Frauen aber immer noch deutlich unterrepräsentiert.

Das Frauenbild in der Medizin heute

Im medizinischen Alltag sind Frauen zu einer ganz besonderen Form von Patienten geworden, die keineswegs krank sein müssen, aber dennoch nahezu lebenslang regelmäßige ärztliche Begleitung benötigen. Angefangen bei der Pubertät und der ersten Periode, über die Schwangerschaft und Geburt, hin zu den Wechseljahren und der Zeit danach.

Diese ganz natürlichen Phasen im Leben einer Frau sind von der Medizin und der Pharmakologie vereinnahmt worden und werden fortlaufend neu definiert. Spätestens hier beginnt das Bild, das sich die Medizin von der Frau geschaffen hat, seinerseits auf die Frauen einzuwirken und Urweibliches zu verändern. Aus natürlichen Vorgängen sind mittlerweile Beschwerden geworden: Die Periode wird immer öfter vom prämenstruellen Syndrom (PMS) eingeleitet, die Schwangerschaft wird in zwei von drei Fällen zur Risikoschwangerschaft, Geburten sollten wegen möglicher Komplikationen vorzugsweise in Krankenhäusern erfolgen und die Wechseljahre werden zu einer Hormonmangelerkrankung erklärt, die durch eine geeignete Hormonersatztherapie behandelt werden kann.

Die neueste Forschung geht sogar einen Schritt weiter: Nun soll gar die Periode mittels einer Hormonbehandlung abgeschafft werden. Zum Wohl der Frau, so die Argumentation, denn die Periode stellte ursprünglich einen Ausnahmezustand dar, der nur dann eintrat, wenn Frauen gerade nicht schwanger waren und nicht stillten. Weil dieser Ausnahmezustand aber nun zur wortwörtlichen Regel geworden ist, sei er für Frauen gesundheitsgefährdend.

Der Umkehrschluss dieser veränderten Wahrnehmung des Weiblichen ist beklemmend: Der legitime Wunsch einer Frau nach Gesundheit lässt sich demnach nur erfüllen, wenn sie bereit ist, auf Urweibliches zu verzichten.

Osteopathie für Frauen

Um es ganz unmissverständlich vorwegzustellen: Die Osteopathie ist keine frauenspezifische Medizin und kann keinesfalls die Frauenheilkunde ersetzen. Akute, frauenspezifische Beschwerden gehören erst einmal in die Hand einer Frauenärztin oder eines Frauenarztes.

Dennoch kann die Osteopathie Frauen manchmal gerechter werden. Die Gründe sind vielfältig:

- Als eine ganzheitliche Form der Medizin verzichtet die Osteopathie auf normierte Konzepte. Im Vordergrund steht also immer der einzelne Patient – ob Mann oder Frau – und wird individuell behandelt. Gesundheit und Krankheit sind eben persönliche Zustandsformen, die bei jedem Menschen unterschiedlich ausfallen.

- Jeder Patient wird in seiner Gesamtheit untersucht und behandelt. Denn oft liegen Ursachen und Beschwerden weit auseinander und der Osteopath entdeckt Funktionsstörungen, die der Patient selbst noch nicht als Beschwerden wahrgenommen hat.

Gerade bei Frauen ist dieser ganzheitliche Ansatz wichtig, da sie systemischer auf (Frauen-)Krankheiten reagieren; die Symptome einer Krankheit zeigen sich also oft in verschiedenen Bereichen des Organismus gleichzeitig.

Ganzheitlich heißt auch, dass die osteopathische Behandlung gegebenenfalls Ratschläge und Empfehlungen zur Lebensweise beinhaltet. Denn nach osteopathischem Verständnis entstehen Funktionsstörungen und Erkrankungen aufgrund von Einflüssen, die unser Organismus nicht angemessen verarbeiten kann. Einflüsse, denen wir uns oft durch unsere Lebensweise verstärkt aussetzen.

- Vor allem aber achtet die Osteopathie den menschlichen Körper und dessen Funktionsweise im besonderen Maße. Sie respektiert also, dass der weibliche Organismus, weitaus mehr als der männliche, im Laufe des natürlichen Älterwerdens große Veränderungen durchläuft, die für sich genommen erst einmal keine Beschwerden darstellen, sondern ganz natürliche Lebensphasen sind.

Aus diesem Respekt heraus wird ein Osteopath eher von einem Wunschkaiserschnitt abraten und sich gegen eine Hormonersatztherapie aussprechen.

Ein Osteopath wird sich also immer skeptisch gegenüber allen Eingriffen zeigen, die den menschlichen Körper und seine Funktionsweise nachhaltig verändern, wohl wissend, dass es dennoch Indikationen gibt, die solche Eingriffe zum Wohl der Patientin notwendig machen.

Osteopathie und Frauen

In den USA dürfen Frauen seit 1850 Medizin studieren. Als Andrew Taylor Still 1892 in Kirksville, Missouri, erstmals osteopathische Medizin unterrichtete, zählten Frauen zu seinen ersten Schülern.

Auch im Bereich der osteopathischen Lehre und Forschung waren Frauen von Anfang an vertreten. So wurde eines der ersten Fachbücher über die Osteopathie 1915 von einer Frau geschrieben. Gleichberechtigung war für die Osteopathie von Anfang an selbstverständlich.

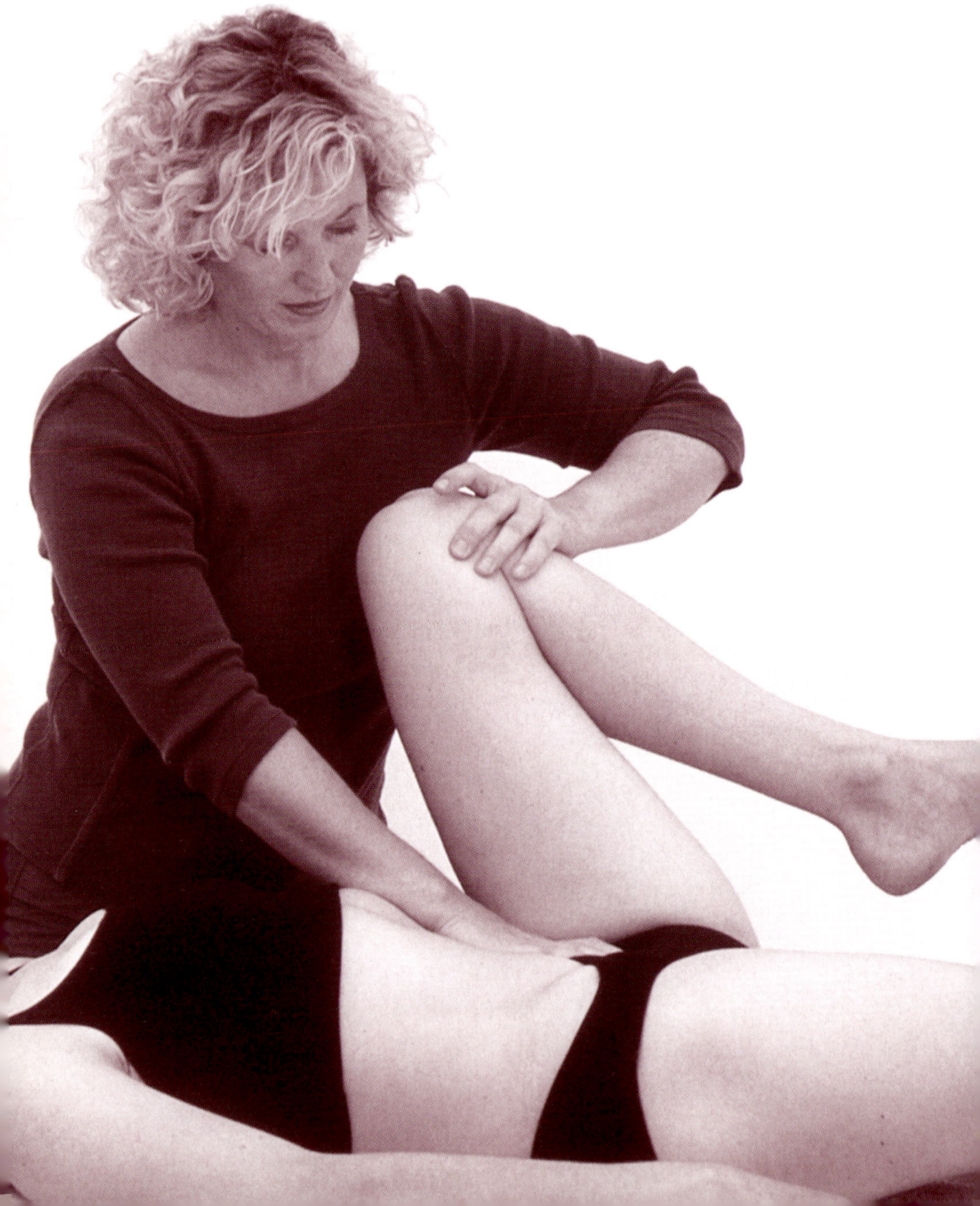

Bei der Osteopathin in Behandlung

Osteopathen nehmen das Behandeln wortwörtlich: Wenn sie arbeiten, nutzen sie vor allem ihre Hände, um eine Vielzahl unterschiedlicher Techniken auszuführen, mit denen sie eingeschränkte Bewegungen wiederherstellen, Funktionsstörungen beseitigen und die selbstregulierenden Kräfte des Körpers aktivieren.

Das folgende Kapitel beschreibt den Ablauf einer osteopathischen Behandlung und die wichtigsten manuellen Techniken.

Die Krankheitsgeschichte erfragen

Der Beginn einer osteopathischen Behandlung gleicht dem normalen Arztbesuch. Ihre Osteopathin muss sich erst ein möglichst vollständiges Bild von Ihnen machen, um Ihnen wirksam helfen zu können. Dazu wird sie Ihnen eine ganze Reihe von Fragen stellen, um so Ihre Krankheitsgeschichte zu erfahren. Die Fragen dazu können weit in die Vergangenheit zurückreichen, denn nicht selten stehen die akuten oder chronischen Beschwerden, die Sie zur Osteopathin führen, im Zusammenhang mit »alten« Krankheiten, Unfällen oder Operationen.

Weil viele Beschwerden ihre Ursachen im Becken oder Bauch haben, gilt diesen Bereichen besondere Aufmerksamkeit. So können Angaben zum Menstruationszyklus, möglichen Regelschmerzen oder der Einnahme von Medikamenten oder oralen Verhütungsmitteln von großer Aussagekraft sein.

Hinweis: Falls Sie eine Spirale tragen, sollten Sie Ihre Osteopathin unbedingt darauf hinweisen, weil dann bestimmte Techniken nicht durchgeführt werden können.

Schwangerschaft und Geburt können Beschwerden auslösen, unter Umständen auch erst viele Jahre später. Deshalb wird Ihre Osteopathin sich nach Kindern erkundigen und gegebenenfalls fragen, ob die Schwangerschaften normal verlaufen sind, die Kinder auf natürlichem Wege auf die Welt kamen, die Geburten eingeleitet und die Entbindung mit Zange oder Saugglocke oder auch mit einem Dammriss oder -schnitt erfolgte.

Operationsnarben, vor allem im Becken- und Bauchbereich, wie Kaiserschnitt- und Blinddarmnarbe, können zahlreiche Organe in Mitleidenschaft ziehen. Ihre Osteopathin wird sich deshalb auch nach solchen Eingriffen erkundigen.

Wundern Sie sich nicht, wenn die Fragen sehr detailliert sind oder sich die Osteopathin nach Dingen erkundigt, die Ihnen völlig unwichtig erscheinen. Die osteopathische Arbeit gleicht oft einer detektivischen Suche nach der auslösenden Funktionsstörung. Die genaue Befragung der Patientin ist dabei der wichtige erste Schritt.

Um ihr Bild zu vervollständigen, greift die Osteopathin auch auf ärztliche Befunde zurück, soweit solche vorliegen. Sie erlauben ihr, die eine oder andere mögliche Ursache Ihrer Beschwerden auszuschließen.

Die osteopathische Untersuchung

Das einleitende Erfragen der Krankheitsgeschichte findet seine Fortsetzung in der sich anschließenden osteopathischen Untersuchung. Eigentlich stellt auch diese eine Form der Befragung dar. Nur übernehmen jetzt die Hände das Befragen. Sie treten in einen regelrechten Dialog mit den unterschiedlichen Strukturen des Organismus.

Diesen Dialog mit den Händen zu führen, die Sprache des Körpers zu verstehen und auf dessen Antworten helfend zu reagieren, macht letztlich die Kunst der Osteopathie aus.

Zur Untersuchung nutzt die Osteopathin unterschiedliche Techniken. Einige von ihnen eignen sich auch für die Behandlung. Der Übergang zwischen Untersuchung und Behandlung ist fließend.

Das Listening (Der Horchtest)

Wer Antworten vernehmen will, muss vor allem zuhören können. Dazu eignet sich das so genannte Listening, eine Technik, die für den ganzen Körper als »global Listening« oder für begrenzte Bereiche als »local Listening« angewandt werden kann. Die Osteopathin legt dazu ihre Hände sehr sanft auf den Körper und »hört« den feinen Spannungen zu, die sie zu den einzelnen Funktionsstörungen leiten.

Das Listening wird sehr häufig angewandt, um die feine Eigenbewegung der Organe oder die Zugrichtung von Faszien zu testen.

Ähnlich den Händen, die man in fließendes Wasser hält, um mit geschlossenen Augen zu erspüren, in welcher Richtung das Wasser fließt.

Auskultation und Perkussion

Ihre Osteopathin kann auch ein Stetoskop benutzen. Damit hört sie die Geräusche in Herz, Lunge und Gefäßen ab, um deren Funktion zu beurteilen.

Meist verwendet sie aber nur die klopfenden Finger, um anhand des Klopfschalls die Lage, Größe und zum Teil die Beschaffenheit von Organen zu bestimmen. Die Perkussion wird besonders im Abdominalraum angewandt.

Viszerale Tests

Techniken, mit denen die Organe im Brust-, Bauch- und Beckenbereich sowie die zugehörigen Faszien, Gefäße und Nerven untersucht werden können, bezeichnet man als viszerale Tests. Dabei wird das zu untersuchende Gewebe oder Organ innerhalb seiner Bewegungsrichtungen verschoben und seine Beweglichkeit in Bezug zur Umgebung geprüft. Die Untersuchung wird sehr »weich« durchgeführt, um das Gewebe nicht zu irritieren und keine Abwehrspannungen zu provozieren. Treten dennoch Schmerzen oder Blockaden auf, dann ist dies ein wichtiger Hinweis auf Funktionsstörungen oder strukturelle Veränderungen.

Gelenktests

Diese Tests erlauben eine Beurteilung des parietalen Bereiches, also des ganzen knöchernen Systems mit seinen zugehörigen weichen Strukturen wie Kapseln, Bänder, Muskeln und Sehnen. Die Gelenke der Extremitäten und der Wirbelsäule werden einzeln und spezifisch untersucht.

Die Osteopathin überprüft dazu die aktiven und passiven Bewegungen sowie das Gelenkspiel im unbelasteten Zustand. Die Untersuchung gibt Aufschluss über das Zusammenspiel aller Strukturen, die zum Gelenk gehören, oder, je nach Technik, über einzelne Strukturen.

So kann sie herausfinden, ob ein Gelenk bereits eine strukturelle Veränderung erlitten hat oder ob nur eine funktionelle Störung vorliegt.

Neurologische Tests

Die neuronale Versorgung aller Strukturen ist für deren einwandfreies Funktionieren unabdingbar. Deshalb testet die Osteopathin bei Bedarf auch die zentralen Reflexe und die Reflexe der peripheren Nerven. Eine besondere Rolle spielen dabei die Hirnnerven, die für die Versorgung der Sinnesorgane und der inneren Organe zuständig sind. Sie dürfen keinen Reizungen, etwa aufgrund von Einengungen, ausgesetzt sein. Auch die Nerven des symphatischen und parasymphatischen Systems können mit neurologischen Tests überprüft werden.

Reflexzonen und Reflexpunkte

Der menschliche Körper besitzt verschiedene Reflexzonen und -punkte, die mit unterschiedlichen Organen, Muskeln und Bändern in Verbindung stehen und, entsprechend stimuliert, Aufschluss über deren Funktion erlauben.

Eine besondere Rolle spielen dabei die Reflexpunkte des Lymphsystems, die von Dr. Chapman entdeckt und zu einer eigenen Untersuchungs- und Behandlungstechnik zusammengestellt wurden. Die Tastuntersuchung dieser Punkte gibt Aufschluss über den Zustand des Lymphsystems.

Die kraniosakrale Untersuchung

Das kraniosakrale System umfasst die Zusammenhänge zwischen dem Kreuzbein (Sakrum) und dem Schädel (Kranium) sowie der Hirnhäute (Dura und Pia mater) und der Gehirnrückenmarksflüssigkeit (Liquor). Zur Untersuchung testet die Osteopathin unter anderem die feinen rhythmischen Bewegungen des primären Respirationsmechanismus und überprüft, ob diese stark oder schwach sind und gleichmäßig erfolgen. Die Qualität und Quantität dieser Bewegungen gibt ihr Aufschluss über das Befinden der Patientin, ihren Energiezustand und mögliche Störungen. Da zum kraniosakralen System die wichtigsten Nervenbahnen sowie das Gehirn zählen, können dort vorliegende Störungen sich auf den ganzen Körper auswirken sowie umgekehrt Störungen in den anderen Bereichen des Körpers das kraniosakrale System betreffen.

Am Schnittpunkt zwischen Körper und Seele kann die kraniosakrale Arbeit den Zusammenhang zwischen somatischen und emotionalen Störungen aufdecken und behandeln. Die Methoden der Untersuchung sind ebenso fein wie die Strukturen selbst.

Safety-Tests

Nicht immer ist eine vermeintlich »passende« Behandlungstechnik auch wirklich angezeigt. Deshalb führt die Osteopathin im Rahmen ihrer Untersuchung erst so genannte Safety-Tests durch, mit denen sie Gefäße, neurologische Strukturen und Knochenfestigkeit überprüfen kann. Muss beispielsweise eine so empfindliche Struktur wie die Halswirbelsäule behandelt werden, so überprüft die Osteopathin vorab, ob etwa die großen Halsarterien durchlässig sind und keine Einengung vorliegt, die die Versorgung des Gehirns bei bestimmten Bewegungen oder Techniken beeinträchtigen könnte.

Auch müssen schwere Erkrankungen ausgeschlossen werden, die als Gegenanzeigen eine osteopathische Behandlung verbieten. Dazu gehören unter anderen alle akuten Entzündungen, fiebrige und ansteckende Erkrankungen und mit Einschränkung auch Tumoren.

Weitere Untersuchungsmethoden

Die zuvor aufgeführten Techniken stellen nur eine kleine Auswahl dar. Je nach Schwerpunkt ihrer Ausbildung wird die Osteopathin weitere Untersuchungsmethoden nutzen, um sich ein Bild des Gesamtzustandes Ihres Organismus und besonders der Art und Lage der Funktionsstörungen zu verschaffen.

Die Osteopathie lässt sich meist hervorragend mit anderen Verfahren der Komplementärmedizin kombinieren, wie etwa der traditionellen chinesischen Medizin, der Homöopathie oder der Kinesiologie. Sprechen Sie Ihre Osteopathin darauf an.

Gynäkologische Untersuchungen

Die Untersuchung (und Behandlung) des Unterleibs erfordert ein besonderes Maß an Sensibilität und verantwortungsvollem Arbeiten. Deshalb wird die Osteopathin (oder der Osteopath) vorher genau erläutern, was sie wie manuell untersuchen will, um dann sachlich die einzelnen Zusammenhänge ihres Befundes zu erklären und die folgenden Schritte der Behandlung mit Ihnen abzustimmen.

Oft kann ein Problem von außen, also über die Haut und die darunter liegenden Schichten behandelt werden. Manchmal ist jedoch ein Eingriff ins Körperinnere notwendig, erfolgt die Behandlung also vaginal oder rektal. Bei ethisch einwandfreiem Arbeiten, mit Ihrer Zustimmung und gegebenenfalls der Rücksprache mit Ihrem Arzt kann eine solche Behandlungsmethode sehr hilfreich sein.

Männliche wie weibliche Osteopathen sind beide gleichermaßen in solchen Untersuchungs- und Behandlungstechniken geschult. Ob Sie sich dabei, wie beim Frauenarzt, lieber einem Mann oder einer Frau anvertrauen, liegt natürlich in Ihrem Ermessen.

Selbstverständlich können Sie, nach vorheriger Absprache mit Ihrem Osteopathen, Ihren Partner oder eine Freundin zu einer solchen Untersuchung mitnehmen.

Behandlungstechniken

Der Übergang zwischen Untersuchung und Behandlung ist, wie eingangs erwähnt, fließend. Viele der zuvor beschriebenen Untersuchungstechniken werden deshalb auch für die Behandlung eingesetzt. Wenn die Osteopathin mit ihren Händen in einen Dialog mit dem Organismus der Patientin tritt, »befragt« sie ihn und macht ihm »Vorschläge« für mögliche »Antworten«. Lässt sich der Organismus auf die »Vorschläge« ein, dann behandelt die Osteopathin bereits.

Die Gelenk-Techniken

Diese Techniken dienen dazu, ein Gelenk, häufig zwischen zwei Wirbeln, von einer Sperre zu befreien. Dazu nutzt die Osteopathin kurze, sehr gezielte Impulse, die mit hoher Geschwindigkeit und kleiner Amplitude die blockierten Gelenke voneinander entfernen. Manchmal hört man dabei ein Knacken, das aber nichts über den Erfolg der Behandlung aussagt.

Gelenk-Techniken erfordern viel Erfahrung und werden in der Regel nur sparsam verwendet. Meist genügen weiche Techniken, um einen Erfolg zu erzielen.

Positionierungs-Techniken

Hier arbeitet die Osteopathin mit so genannten Trigger-Punkten, Stellen im Gewebe, die einem bestimmten Gelenk zugeordnet sind. An diesen Punkten lässt sich bei einer vorliegenden Funktionsstörung eine erhöhte Spannung feststellen. Die Osteopathin bringt das betreffende Gelenk in eine Position, in der sich die verspannten Faszien oder Muskeln annähern. Mit den Fingern kann sie am Triggerpunkt spüren, ob sich die Spannung verringert. Nach 90 Sekunden hat der Körper über Reflexmechanismen die Fehlspannung meist aufgelöst. Das Gelenk ist danach wieder frei oder zumindest deutlich beweglicher.

Muskel-Energie-Techniken

Die aktive Anspannung eines Muskels kann genutzt werden, um eine Bewegungseinschränkung eines Gelenks zu beheben. Dabei spannt die Patientin in einer Position, die knapp vor der Schmerzgrenze liegt, den entsprechenden Muskel in Richtung der freien, also schmerzlosen Bewegungsrichtung an, während die Osteopathin mit sanftem Widerstand eine echte Bewegung verhindert. In der kurzen folgenden Entspannungsphase korrigiert der Körper die Fehlspannung und es entsteht eine neue Bewegungsgrenze. Nach drei bis vier Wiederholungen ist das Gelenk meist befreit und der Muskel kann dann richtig gedehnt werden.

Faszien-Techniken

Die Faszien spielen in der Osteopathie eine ganz entscheidende Rolle. Für ihre Behandlung nutzt die Osteopathin eigene Techniken, die alle sehr sanft und behutsam ausgeführt werden. Denn die Eigenreflexe des Gewebes reagieren auf vorsichtigen Druck oder Zug mit einer regulierenden Entspannung, während heftige oder ruckartige Reize zu einem Schutzreflex führen.

Je nach Lage und Zustand der betroffenen Faszie können diese Techniken sehr flächig, zum Beispiel im Bauchraum, oder sehr punktuell, etwa an den Gliedmaßen oder am Kopf, angewendet werden.

Mit behutsamer Induktion, das heißt Hineinführen, kann die funktionelle Bewegung einer Faszie wiederhergestellt werden. Dabei bedient sich die Osteopathin der bekannten Eigenbewegung der Organe und Faszien, die sich aus deren embryonaler Entwicklung herleiten.

Lymphatische Techniken

Ein gut funktionierendes Lymphsystem ist gerade bei Frauen im Hinblick auf deren Neigung zur Stase, d.h. wenn sich die Strömung in den Gefäßen von Geweben oder Organen staut, von großer Bedeutung. Mit sanft stimulierenden Techniken kann die Osteopathin auf gestauten Geweben, großen Lymphbahnen, den Lymphknoten oder den Diaphragmen (Beckenboden, Zwerchfell, obere Brustöffnung und Mundboden) den

Lymphfluss anregen. Dazu setzt sie unterstützend die Atmung der Patientin ein und nutzt die dabei entstehende Sogwirkung.

Auch über die bereits beschriebenen Reflexpunkte (Chapman-Punkte) kann das Lymphsystem beeinflusst werden. Sie sind von großer Bedeutung bei der Behandlung des Lymphsystems.

Weitere Techniken

Osteopathen erlernen im Laufe ihrer Ausbildung eine Vielzahl von verschiedenen Techniken. Aus diesem Repertoire die geeignete Technik auszuwählen und individuell auf den Patienten anzuwenden, zeichnet die Fähigkeit des Osteopathen aus. Dabei sind alle Variationen denkbar, aber auch Kombinationen mit anderen natürlichen Heilmethoden möglich.

Nach der Behandlung

Oft beseitigt die Osteopathin innerhalb einer einzigen Sitzung, also meist im Laufe einer Stunde, Kompensationen, für deren Aufbau der Körper Monate oder gar Jahre gebraucht hat. Deshalb benötigt der Körper nach der Behandlung eine angemessene Zeit, bis er sich an die neue Situation gewöhnt hat.

Erstverschlechterungen sind zwar möglich, doch geben sie sich nach ein paar Tagen von alleine. Nehmen Sie sich deshalb ausreichend Zeit, sowohl für die Behandlung selbst als auch für eine anschließende Nachruhe. Planen Sie vor allem keine besonderen Aktivitäten oder anstrengenden Arbeiten nach der Behandlung.

Nach kraniosakralen Techniken sollten Sie möglichst nicht gleich Auto fahren, weil das parasympathische Nervensystem angeregt wurde, das für Ruhe und Entspannung zuständig ist. Ihre Konzentration kann nach einer solchen Behandlung nachlassen.

Trinken Sie viel, der Körper kann sich dann leichter von den Abbauprodukten befreien.

Osteopathische Behandlungen werden in Abständen von mindestens zwei Wochen durchgeführt. Frequenz und Anzahl der Behandlungen richten sich nach dem Befund. Manchmal ist es nötig, die Behandlung hartnäckiger Verklebungen in großen Zeitabständen zu wiederholen.

Beobachten Sie die Reaktionen Ihres Körpers und fragen Sie bei Bedarf ruhig noch einmal nach. Wundern Sie sich nicht, wenn es ein wenig knirscht und zieht oder Sie Muskelkater verspüren. An Ihrem Körper wurde gearbeitet, und nun »verinnerlicht« er diese Arbeit, so gut er kann.

Vermeiden Sie in dieser Zeit große körperliche Anstrengungen. Ihr Bewegungsapparat muss seine Feinabstimmung erst neu justieren. Besonders nach der Behandlung von Füßen, Hüften und Knien gilt: Das größte Risiko einer Verletzung besteht in einer erneuten Verletzung.

Achten Sie auf Emotionen, Erinnerungen und Träume; schreiben Sie diese gegebenenfalls auf. Sie können Ihnen helfen, eine Botschaft Ihres Körpers zu erkennen. Bedanken Sie sich bei Ihrem Körper, dass er mitgemacht hat, und belohnen Sie sich und ihn mit wohltuenden Dingen.

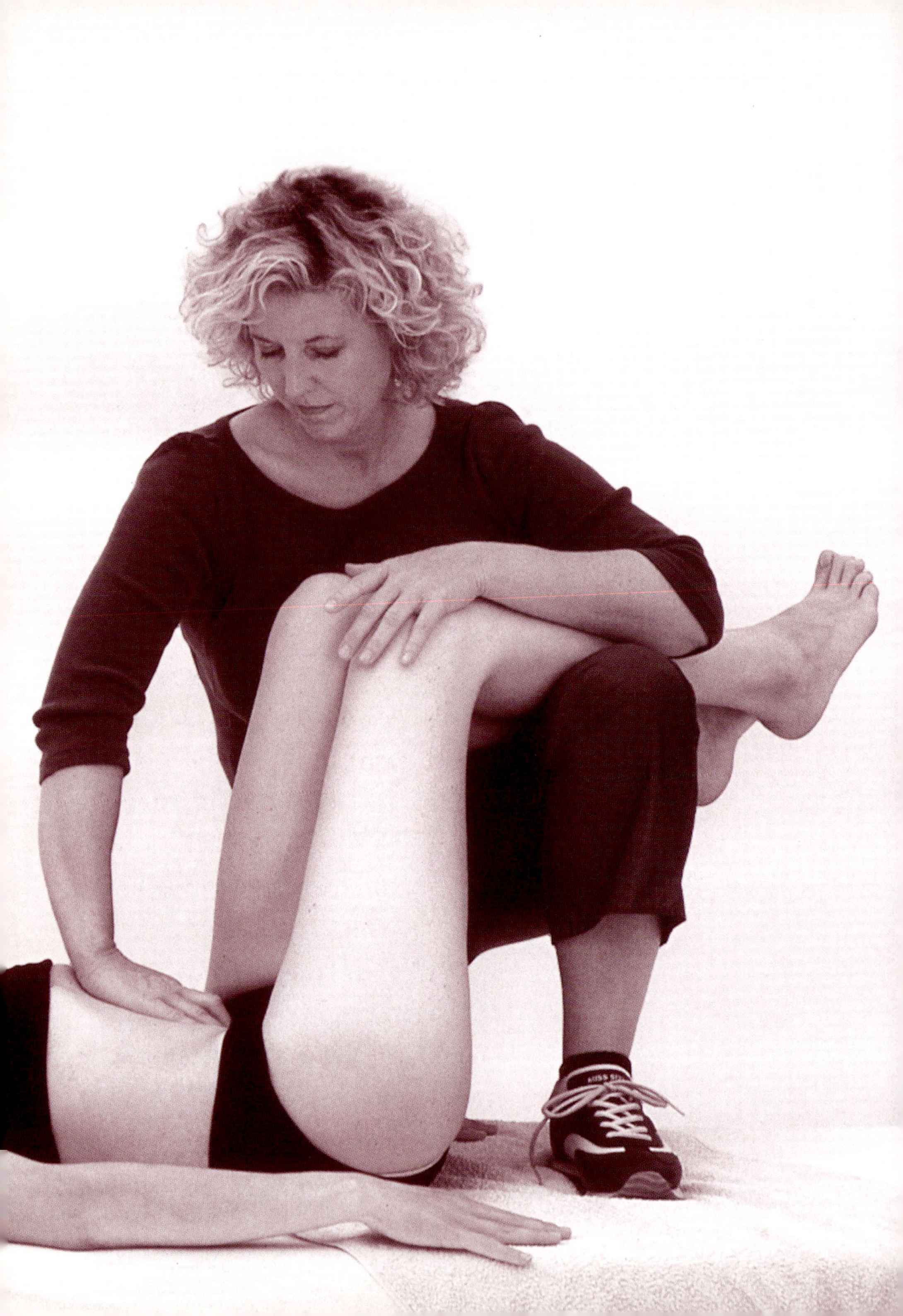

Becken und Bauch

Im Becken- und Bauchbereich sitzen die Verdauungs- und Geschlechtsorgane.
Viele Beschwerden haben hier ihren Ursprung. Umgekehrt können Störungen aus anderen Bereichen des Körpers sich vor allem im Becken- und Bauchbereich zeigen. Die Osteopathie hilft, die Ursachen solcher Beschwerden aufzuspüren, um sie wirksam zu behandeln.

Das weibliche Becken

Das Becken spielt oft eine zentrale Rolle bei der Entstehung von Beschwerden im weiblichen Körper. Der Raum, in dem die weiblichen Geschlechts- und Fortpflanzungsorgane angesiedelt sind, unterscheidet sich schon in seiner knöchernen Form vom männlichen Becken.

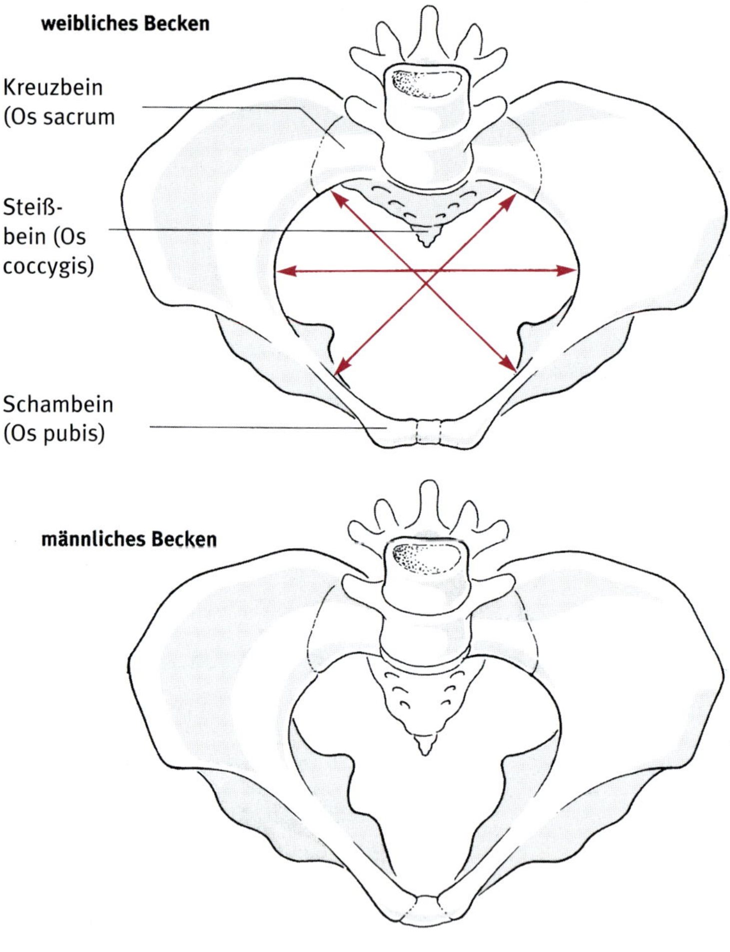

Weibliches und männliches Becken im Vergleich.

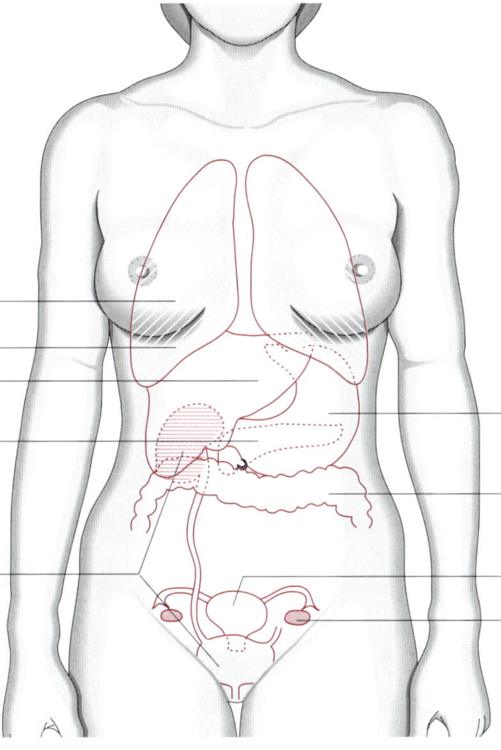

Die Lage der inneren Organe bei der Frau.

Um seinen Aufgaben besonders während der Schwangerschaft und Geburt nachzukommen, ist das weibliche Becken deutlich breiter angelegt, so dass es genügend Platz für das heranreifende Kind bietet. Das führt zu einer eigenen Statik mit spezifischen Hebelübertragungen im Körper.

Abhängig vom Monatszyklus finden im weiblichen Becken ständig große Veränderungen statt, die ein hohes Maß an Elastizität des umgebenden Gewebes erfordern. Im monatlichen Rhythmus, den die Hormone vorgeben, baut sich in der Gebärmutter die Schleimhaut auf und wird, wenn eine Schwangerschaft ausbleibt, mit der Regelblutung wieder abgestoßen. Dabei verändern sich die Position, die Größe und das Gewicht des

Uterus beträchtlich und erhöhen den Druck auf den Beckenboden, jenen muskulösen Verschluss des unteren Beckens mit all den darin liegenden Gefäßen, Nerven, Muskeln und Bändern. Der Beckenboden muss – bei sich ständig ändernden Druckverhältnissen – einerseits die Organe stützen und anderseits elastisch nachgeben können. Hinzu kommen die unterschiedlichen Füllungszustände von Darm und Blase und die Anforderung, sich zu deren Entleeren zur rechten Zeit zu öffnen und zu schließen.

In diesem komplexen Zusammenspiel unterschiedlicher Strukturen können leicht Störungen entstehen, und in der Tat haben viele Probleme im weiblichen Körper ihren Ursprung im Becken.

Narben

Hinter einer Vielzahl unterschiedlicher Beschwerden im Bereich des Beckens und Bauches findet sich in der Krankheitsgeschichte von Patientinnen oft eine Bauchoperation, die eine störende Narbe hinterlassen hat. Meist kann man der Narbe bereits von außen ihren störenden Einfluss ansehen, weil sie breit, wulstig oder tief eingezogen ist. Aber in vielen Fällen sieht die Oberfläche ganz unauffällig aus, so dass niemand hinter dem feinen hellen Strich auf der Haut einen Störfaktor von erheblichem Ausmaß vermuten würde.

Erst die Untersuchung und der Tastbefund zeigen, dass die tiefen Schichten der Narbe nicht verschiebbar sind und Spannungen dort ihren Ursprung haben, die mehr oder weniger weit in den Körper reichen. Häufig löst die Verschiebung der Narbe durch die Osteopathin dann ein Missempfinden oder sogar einen Schmerz aus, den die Patientin gut kennt, den sie aber bis dahin nie mit ihren eigentlichen Beschwerden in Verbindung gebracht hat.

Der Grund für narbenbedingte Beschwerden besteht darin, dass Narben nicht nur auf der Haut verlaufen. Bei einer Operation schneidet der Chirurg die verschiedensten Gewebeschichten unter der Haut durch, um sie nach dem eigentlichen Eingriff je nach Technik wieder zu vernähen, zu verkleben oder zu klammern. Die ursprüngliche Unversehrtheit des Gewebes lässt sich dabei nicht mehr herstellen. Eine Narbe bleibt deshalb zeitlebens bestehen. Wenn aber mit der Narbe ein hoher Verlust an Elastizität im Gewebe einhergeht, dann behindert die Narbe auch die natürliche Bewegung der nahen Organe und damit deren einwandfreies Funktionieren. Gleichzeitig verringert sich die Beweglichkeit der anliegenden Gefäße und Nerven, die in den Faszien verlaufen und beeinträchtigt so die Versorgung der gesamten Region. Die Narbe hinterlässt dann einen Abdruck in den Faszien: Narbengewebe, das sich immer mehr ausweiten kann.

Vom Prinzip her ähnelt eine Narbe einem Knoten in einer frisch gebügelten Bluse: Die einzelnen Falten breiten sich in alle Richtungen aus und sorgen für eine Vielzahl von Veränderungen. Dort, wo der Körper am wenigsten kompensieren kann, entstehen dann Beschwerden.

Über die Beschwerden, die durch Narben ausgelöst werden können, entscheiden die Lage der Narbe, das Ausmaß der entstandenen Verletzungen, der Gewebetyp und natürlich die Zeit, die für das Ausbreiten von Narbengewebe zur Verfügung stand. Deshalb zeigen sich manche Beschwerden erst nach vielen Jahren, wenn der Körper nicht mehr in der Lage ist, die Folgen einer Narbe zu kompensieren.

Problematisch kann es vor allem dann werden, wenn mehrere Operationsnarben zusammen kommen. Nicht selten beginnt dann eine alte Blinddarmnarbe zu stören, weil eine neue Narbe, etwa durch einen Kaiserschnitt oder eine Gebärmutterentfernung, dazugekommen ist. Hierbei spielt die räumliche Nähe eine große Rolle, denn die Ausbreitung von Narbengewebe kann nun sehr viel schneller erfolgen.

Die osteopathische Behandlung von Narben

Narben lassen sich osteopathisch oft recht gut behandeln und die mit ihnen einhergehenden Bewegungseinschränkungen wirksam lösen. Dazu untersucht die Osteopathin die Narbe auf ihre Bewegungseinschränkungen hin, um deren Richtungen festzustellen. Wendet sie zur Behandlung eine direkte Technik an, dann übt sie dort, wo die Bewegungseinschränkung am größten ist, eine sanfte und direkte Dehnung gegen die Richtung der Einschränkung aus. Abschließend stellt sie über so genannte Induktionstechniken den normalen Rhythmus und das Ausmaß der natürlichen Bewegung des Gewebes wieder her. Dabei arbeitet die Osteopathin immer von der zentralen Störung weg, hin zu deren Umgebung.

Übung für die Behandlung von Narben

In der Regel sollten Sie die Behandlung von Operationsnarben nur von Ihrer Osteopathin durchführen lassen. Besprechen Sie deshalb diese Übung vorher mit ihr. Sie eignet sich nur für alte und vollständig verheilte Narben!

- Sie liegen auf dem Rücken, die Beine sind aufgestellt.
- Fassen Sie nun mit Ihren Fingern von oben nach der Narbe und heben Sie sie vorsichtig von dem unterliegenden Gewebe ab.
- Verweilen Sie dort, wo der Widerstand am größten ist.
- Atmen Sie dabei zur Narbe hin und überschreiten Sie keinesfalls die Schmerzgrenze.

Verdauungsorgane

Verdauungsstörungen

Operationsnarben führen oft zu einer Vielzahl von Beschwerden. So kann eine Blinddarmnarbe häufig Verdauungsstörungen hervorrufen.

Der Blinddarm sitzt ganz in der Nähe der ileozäkalen Klappe zwischen dem Dünn- und dem Dickdarm. Diese Durchlass-Klappe muss sich mehrmals am Tage öffnen und schließen, damit der Darminhalt weiter transportiert werden kann. Behindert nun das Narbengewebe eines entfernten Blinddarms die Beweglichkeit dieser empfindlichen Struktur, dann funktioniert die Klappe nicht mehr richtig und kann sich schließlich sogar in den Dickdarm einstülpen, wenn der Andrang an verdauter Nahrung zu groß wird.

Staut sich der Darminhalt, kommen Fäulnisprozesse in Gang. Es bilden sich Gase und toxische Substanzen, die den Organismus zusätzlich belasten. Durch die Gärung entsteht unter anderem Alkohol, der dem Körper ebenso zusetzt wie minderwertiger Schnaps. Kein Wunder also, dass sich Menschen mit chronischer Verstopfung oft wie vergiftet fühlen.

Übung: Drainage des unteren Dickdarms

Sie liegen auf dem Rücken, die Beine sind gestreckt.

- Legen Sie die Hände mit den Kleinfinger-Kanten rechts und links ganz unten auf den Bauch, so dass die Fingerspitzen in Richtung Schambein zeigen und die Handballen von innen am Beckenknochen anliegen.
- Lassen Sie Ihre Hände nun in das Gewebe »schmelzen«, bis Sie Kontakt mit den tiefer liegenden Schichten haben. Dabei soll der Bauch entspannt bleiben und die Atmung weiterlaufen. Schieben Sie ein bisschen Haut nach unten vor Ihre Finger, damit es nicht ziept, wenn Sie gleich dehnen.

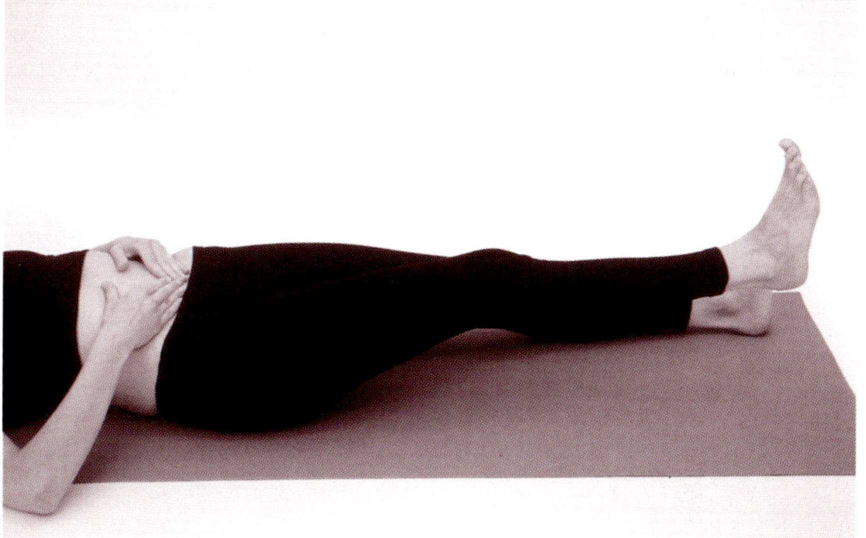

Eigenmobilisation des unteren Dickdarms

- Heben Sie abwechselnd das linke und das rechte Bein ein wenig an. Dabei halten die Hände das Gewebe sanft nach oben zurück.
- Atmen Sie dabei ruhig aus.
- Stellen Sie dann die Beine wieder auf, legen Sie die Hände noch einmal an und wiederholen Sie die Übung vier- bis fünfmal.

- Zum Schluss atmen Sie mehrmals tief in den Bauch hinein, um den Lymphfluss zu aktivieren.

Achtung! Diese Übung ist sehr wirkungsvoll und sollte nur einmal in der Woche durchgeführt werden.

Blinddarmnarbe und andere Organe

Häufig breitet sich die durch den entfernten Blinddarm bedingte Störung, dem aufsteigenden Ast des Dickdarms folgend, nach oben hin aus. Spasmen im Darm und Schmerzen sind dann eine mögliche Folge. Auch die Organe in der Nähe des Darms können davon betroffen sein. Dann zerrt die Blinddarmnarbe aus dem rechten, unteren Becken etwa an den Faszien von Galle und Leber und löst hier funktionelle Störungen aus. Diese Störungen gehen wohlgemerkt nicht von den Organen selbst aus, machen sich aber dort mit denen für das Organ typischen Beschwerden bemerkbar. Bleiben diese Störungen über längere Zeit unbehandelt, können sie zu richtigen Krankheiten ausarten. Dann hat das betroffene Organ zu viel an Eigenbeweglichkeit verloren, oder es sind weitere Faktoren dazugekommen, die der Körper nicht mehr kompensieren kann.

Auswirkungen auf den Dünndarm

Eine Narbenspannung kann sich ebenso auf den Dünndarm auswirken und hier dessen Beweglichkeit und Funktion einschränken. Im Dünndarm finden wesentliche Prozesse der Nährstoffaufnahme und der Abgabe von Schlackestoffen statt. Hier entsteht also ein großer Teil der Lebensenergie.

Störungen des Dünndarms betreffen oft auch die Dünndarmwurzel, in der die Nervenversorgung für den Verdauungsapparat sitzt. Diese riesige Ansammlung von vegetativen Nerven besitzt enge Verbindungen mit dem emotionalen System. Hier entsteht das »Bauchgefühl« und werden die Erfahrungen verarbeitet, die nicht das Bewusstsein mit Sitz in der Großhirnrinde erreichen.

Störungen im Bereich des Dünndarms sind deshalb oft wechselseitig mit Störungen auf seelischer Ebene verbunden.

Sorgen Sie für Energiefluss und Beweglichkeit in Ihrem Bauch und nehmen Sie ihn als Ihre Mitte wahr. Hier sammelt sich Ihre Lebenserfahrung und trennt der Körper die wertvollen von den schädlichen Substanzen, um damit Ihre Lebensenergie zu entfachen. Wenn Sie Ihren Bauch so betrachten, werden Sie ihn nicht länger als kosmetisches Problem sehen und bekämpfen.

Die osteopathische Behandlung des Dick- und Dünndarms

Die enormen Ausmaße der Schlingen des Dick- und Dünndarms erfordern zunächst eine genaue Lokalisierung des Problems. Schwerwiegende Indikationen, die einen schulmedizinischen Eingriff erfordern, müssen natürlich im Vorfeld ausgeschlossen werden. Durch sanftes Abtasten im Sitzen und Liegen kann der Osteopath die betroffene Stelle sehr genau bestimmen. Dabei kann er auch feststellen, welche Struktur, also welches Gewebe, die Funktionsstörung aufweist. Häufig sind davon die Übergangsstellen zwischen den einzelnen Darmabschnitten betroffen. Hier sitzen muskuläre Pforten, die sich für den Transport des Verdauungsbreis öffnen und schließen und dementsprechend störungsanfällig sind.

Einstülpungen oder fasziale Verklebungen etwa kann der Osteopath mit unterschiedlichen Dehnungstechniken beheben. Dazu setzt er gern die Beine oder den Oberkörper der Patientin als verstärkende Hebel ein, um so eine indirekte, schonendere Wirkung auf das Gewebe zu erzielen. Auch die Atmung der Patientin kann zur verstärkenden Wirkung einzelner Techniken eingesetzt werden. Im Bereich der Verdauungsorgane arbeiten Osteopathen gern mit Reflex-Punkten (Trigger- oder Chapman-Punkte). Diese Punkte reagieren schmerzhaft auf Druck, wenn eine Funktionsstörung eines Organs vorliegt. Zur Behandlung übt dann der Osteopath einen leichten Druck auf diese Punkte für 30 bis 90 Sekunden aus und kann so über Reflexbahnen eine Lösung der Funktionsstörung bewirken.

Reizdarm und Verdauungsbeschwerden

Nicht immer muss eine Narbe Verdauungsbeschwerden auslösen. Die eingeschränkte Beweglichkeit des Darms und der weiteren Bauchorgane kann auch andere Ursachen haben. Hierzu zählen ganz banale Einflüsse wie langes Sitzen, einengende Kleidung, falsche Ernährung oder flache Atmung. Sie alle behindern die Bewegungen des Zwerchfells, das mit seinem Auf und Ab eine ständige stimulierende Zug- und Druckmassage auf die Bauchorgane ausübt und den gesamten Bauchraum entstaut. Wenn mangelnde Beweglichkeit und fehlender Platz die Eigenbewegungen des Darms (Peristaltik) behindern, dann kommt es zu Störungen im gesamten System. Gasentwicklungen, Eindickung des Darminhalts und Verstopfung, Durchfälle und Abgeschlagenheit oder Kopfschmerzen aufgrund der sich entwickelnden Giftstoffe sind die Folge.

Ein Osteopath kann die eingeschränkten Funktionen verbessern, indem er den gesamten Bauchbereich beurteilt und dementsprechend behandelt. Dabei lassen sich Patientinnen in zwei Grundtypen unterscheiden, die zu verschiedenen Störungen neigen und dementsprechend unterschiedlich behandelt werden:

Hypertensionstypen neigen zu einem Hohlkreuz und vorgewölbtem Bauch. Der übermäßige Druck im Bauchraum aufgrund mangelnder Entstauung zwingt die Organe auszuweichen und den Bauch auszudehnen. Der Körper muss zusätzliches Gewicht halten, da er vermehrt Flüssigkeit einlagert. Während die überlasteten Gewebe Störungen z. B. in den Schultern, Armen und Händen verursachen. Auch Herz und Lunge werden durch diesen Verdrängungsprozess beeinträchtigt.

Die Behandlung dient hier hauptsächlich der Entstauung. Der Druck muss verringert werden, damit die Stoffwechselfunktionen wieder ungestört stattfinden können. Oft verschwinden bereits dadurch die meisten Symptome. Zur Entstauung wendet der Osteopath sanfte Pumptechniken für den gesamten Bauchraum an, die die Drainage fördern. Zusätzlich mobilisiert er die Wirbelsäule und gleicht Spannungen in den Faszien aus.

Anders sieht es bei den Hypotensionstypen aus. Sie neigen zu einem Rundrücken und weisen einen nach innen eingezogenen Bauch auf. Die Beweglichkeit ihrer Organe ist stark eingeschränkt, Organsenkungen treten oft auf sowie Spasmen im Gewebe, die funktionelle Probleme verursachen.

Hier dient die osteopathische Behandlung dazu, die Organe zu mobilisieren, die Faszien zu dehnen und die Wirbelsäule wieder aufzurichten.

Übung: Dünndarm-Drainage

Mit dieser Übung regen Sie die Funktion Ihres Dünndarms an.

- Sie liegen auf dem Rücken und haben die Beine aufgestellt.
- Mit beiden Händen oder Handballen fassen Sie so viel Gewebe am Bauch, wie es geht. Dabei nehmen Sie vorsichtig auch tief liegendes Gewebe.
- Beim Einatmen heben Sie mit beiden Händen das Gewebe hoch, bis Sie im Bauchraum eine leichte Spannung spüren.
- Halten Sie diese Spannung für einen Moment und atmen Sie dabei aus und wieder ein.
- Mit der nächsten Ausatmung bringen Sie das Gewebe wieder sanft zurück.
- Wiederholen Sie diese Übung vier- bis fünfmal.

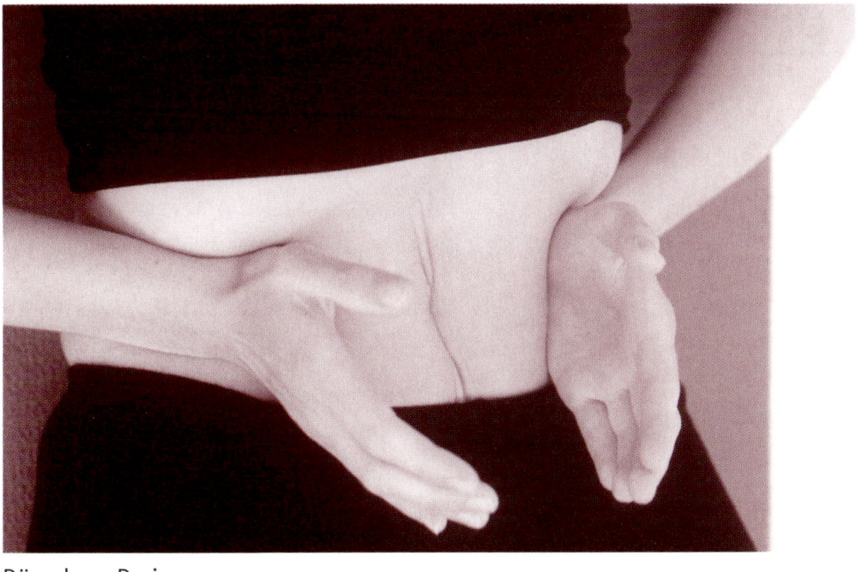

Dünndarm-Drainage

Gallenstörungen

Frauen neigen häufiger als Männer zu Störungen der Gallenblase. Diese sitzt am Gallengang zwischen Leber und Darm und speichert die in der Leber gebildete Galle. Die Gallenblase unterstützt unter anderem die Verdauung, indem sie den Darm mit Gallensäuren versorgt. Diese Säuren spalten Fette und erlauben so deren Aufnahme durch die Darmwände.

Die Gallenblase wird durch den Eingeweidenerv (Nervus vagus oder Parasympathikus) gesteuert. Da der Eingeweidenerv zum vegetativen Nervensystem gehört, ist die Gallenblase ein Organ, das stark emotionalen Einflüssen ausgesetzt ist. Die Redewendung »mir läuft die Galle über«, um eine extreme Verärgerung zu umschreiben, kommt nicht von ungefähr.

Physiologisch betrachtet zieht sich die Gallenblase zusammen und entleert in der Entspannungsphase die Galle in den Zwölffingerdarm. Ist dort keine Nahrung vorhanden, weil die Entleerung eben nicht während des normalen Verdauungsprozesses stattfindet, dann greifen die Gallensäuren die Darmschleimhaut an. Die Nahrung bleibt lange und unverdaut liegen und Völlegefühl entsteht.

Eine andere Form der Funktionsstörung liegt vor, wenn die Gallenwege aufgrund von Spannungen oder Verklebungen eingeengt sind. Die Gallenflüssigkeit kann dann nicht richtig abfließen und es kommt zu Unverträglichkeiten, besonders von Fett, oder zur Bildung von Gallensteinen. Gallenstörungen können auch Schulter- und Kopfschmerzen verursachen (siehe Seite 148).

Aufgrund der Zusammenhänge mit dem vegetativen Nervensystem beschränkt sich die osteopathische Behandlung der Gallenblase nicht auf die Wiederherstellung der freien Beweglichkeit des Organs selbst und seiner Abflüsse, sondern schließt die großen Nervenzentren des vegetativen Systems mit ein, wie das Sonnengeflecht auf Höhe des zwölften Brustwirbels und die Austrittsstellen des Eingeweidenervs am Hinterhaupt. Auch die sympathischen Nervengeflechte neben der Brustwirbelsäule und die dazugehörigen Rippen und Brustwirbel werden osteopathisch untersucht und gegebenenfalls behandelt.

Leberprobleme

Die Leber ist eines der wichtigsten Organe für den Stoffwechsel und vielleicht auch deshalb die größte Drüse im menschlichen Körper. Sie sitzt direkt unter dem Zwerchfell und spielt bei der Entgiftung des Körpers eine zentrale Rolle. In der Leber werden die Schadstoffe aus dem Blut gefiltert und ausgeschieden. Dafür besitzt die Leber einen eigenen Kreislauf, das portale System, mit dem das Blut in die unzähligen, kleinen Leberzellen geführt und von dort wieder in den allgemeinen Blutkreislauf zurückgeführt wird.

Neben den Schadstoffen, die wir mit der Nahrung zu uns nehmen, baut die Leber auch Hormone ab. Da vor dem Einsetzen der Periode der Hormonspiegel deutlich sinkt, ist auch die Belastung der Leber zu dieser Zeit am größten. Sie duldet dann keine zusätzlichen Erschwernisse mehr: Ein Grund, weshalb etwa Alkohol vor der Periode viel schlechter vertragen wird als üblich.

Besteht aber eine Belastung oder ist gar die Leber in ihrer Funktion behindert, dann kommt es in dieser Zeit zu Symptomen, wie Kopfschmerzen, Müdigkeit, Abgeschlagenheit, latente Übelkeit, ja sogar schlechte Laune und Depressionen (siehe auch »PMS«, Seite 83 ff).

So eine Belastung kann beispielsweise die regelmäßige Einnahme eines Medikaments wie die Pille verursachen. Nach neueren Untersuchungen nehmen Frauen insgesamt deutlich mehr Medikamente als Männer ein und sind deshalb im Hinblick auf Störungen der Leber auch mehr gefährdet.

Nahezu jede osteopathische Behandlung wird deshalb die Leber mit einschließen. Eine der möglichen Techniken hierbei ist die Leberdrainage. Dazu befreit die Osteopathin vorab die unterschiedlichen Abflüsse von möglichen Störungen und reguliert die neuronale Versorgung der Leber, indem sie Segmente der Brustwirbelsäule von möglichen Blockierungen befreit und die zugehörigen Nervengeflechte stimuliert oder beruhigt. Anschließend komprimiert sie im Atemrhythmus die Leber und pumpt so verstärkt Blut, Lymphflüssigkeit und Gallenflüssigkeit durch das Organ.

Übung: Drainage der Leber

Eine regelmäßige Drainage der Leber kann viele Störungen im Vorfeld verhindern. Da sich die Abflüsse der Leber in den Darm bzw. in die großen Hohlvenen entleeren, sollten diese Regionen vorher entstaut werden. Verwenden Sie hierfür die Übungen der Zwerchfell-Pumpe (S. 141 f) und der Darm-Drainage (Seite 61, 65).

Danach beginnen Sie mit dieser Übung.

- Sie liegen auf dem Rücken mit aufgestellten Beinen.
- Legen Sie einen feuchten Waschlappen und darauf eine gefüllte Wärmflasche auf die unteren Rippen und den Oberbauch der rechten Seite.
- Lenken Sie jetzt Ihren Atem in diese Region und stellen Sie sich vor, wie die Leber ausgedrückt wird wie ein Schwamm. Durch die Wärme erweitern sich die Gefäße und das Gewicht wirkt wie ein Widerstand, so dass die Atembewegung sich vertieft. Im Atemrhythmus wird die Leber massiert und entstaut.
- Führen Sie diese Übung etwa 15 bis 20 Minuten lang durch.

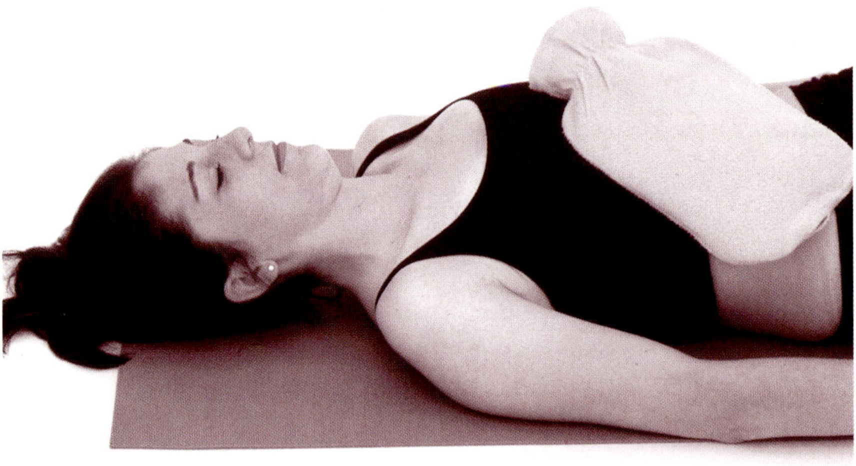

Leberdrainage

- Im Anschluss können Sie etwas Olivenöl zu sich nehmen. Es bindet die Schadstoffe und sorgt für deren Abtransport.

Magenprobleme

Auch der Magen bereitet vielen Frauen Probleme. Die hektische Lebensweise und die damit verbundene Ernährung sind Belastungen, die auf Dauer wortwörtlich auf den Magen schlagen und zu Störungen führen. Eine Korrektur der Ernährungsweise ist hier meist die wichtigste Empfehlung, die Ihnen Ihre Osteopathin geben kann.

Der Magen besteht aus mehreren Schichten von Muskeln und ist mit einer Schleimhaut ausgekleidet. Seine Größe und Lage kann individuell stark variieren. Bei der Nahrungsaufnahme muss er sich stark ausdehnen, während er für das Mischen und den Transport des Speisebreis große Bewegungen durchführt. Eine Einschränkung seiner Beweglichkeit kann deshalb zu massiven Verdauungsstörungen führen.

Besonders hektisches Essen ohne ausreichendes Kauen kann den Mageneingang (Kardia) schädigen und zu Störungen des Magenverschlusses und schließlich zu einem Eingeweidebruch (Hernie) führen.

Auch die weit verbreiteten Senkungen der Beckenorgane ziehen den Magen oft in Mitleidenschaft. Ein ständiger Zug von unten kann dabei die Produktion von Magensäure übermäßig aktivieren und die Magenschleimhaut auf Dauer schädigen. Die gestörte Beweglichkeit des Magens belastet auch die Verdauungstätigkeit der folgenden Darmabschnitte und kann dort Störungen hervorrufen.

Eine osteopathische Behandlung mit Lösung der nach unten fixierten Organe und der Mobilisierung aller Magen- und Darmabschnitte bringt auch bei therapieresistenten Störungen oft überraschenden Erfolg. Kleinere Hernien im Bereich des Mageneingangs lassen sich mit einer speziellen osteopathischen Technik meist beheben. Ergänzend werden die zugehörigen Wirbelsäulenabschnitte behandelt, die Nervenzentren, Reflexpunkte und Faszien. Zur Stressreduzierung tragen kraniosakrale Techniken bei.

Gerade der Magen hat einen großen Einfluss auf die Körperhaltung, viele Beschwerden sind haltungs- oder bewegungsabhängig. Eine Störung des

Magens kann sich über den Bewegungsapparat in andere Regionen ausbreiten. Über neuronale und fasziale Wege kommt es dann oft zu Kopfschmerzen, Kiefergelenk- und Nackenschmerzen. Viele Magenprobleme zeigen sich auch in der Brustwirbelsäule und in den Gelenken der Beine. Die Osteopathin wird deshalb auch diese Bereiche eingehend untersuchen und Funktionsstörungen, die sie hier findet, behandeln.

Viele Störungen lassen sich durch eine Korrektur der Ernährungsgewohnheiten vermeiden oder beheben. Achten Sie dabei auf die Bedürfnisse Ihres Körpers und suchen Sie sich unter all den Ernährungsempfehlungen diejenige aus, die Ihnen gut tut. Vermeiden Sie strenge, einseitige Diäten und setzen Sie auf regionale Lebensmittel, die Sie frisch bekommen. Ihre Osteopathin berät Sie gern zu Fragen nach der geeigneten Ernährungsweise.

Tipps zur gesunden Ernährungsweise

Sorgen Sie gut für sich! Langsames Essen und intensives Kauen sind der Beginn der Verdauung und die beste Vorbeugemaßnahme gegen Magenbeschwerden und Verdauungsstörungen.

Vermeiden Sie abends rohe Salate und Früchte. Sie können nicht mehr verdaut werden und setzen Gärungsprozesse in Gang, deren Abbauprodukte dann den Organismus belasten. Reduzieren Sie Alkohol, Kaffee, leere Kohlehydrate, Zucker und Fett. Nehmen Sie stattdessen viel Gemüse, Fisch und Vollkornprodukte zu sich. Vermeiden Sie Fertignahrung, deren Inhaltsstoffe oft Allergien auslösen. Kaufen Sie frische Lebensmittel und machen Sie sich die Mühe der Zubereitung. Beschäftigen Sie sich genussvoll mit dem Essen und widmen Sie diesem Thema Zeit, Kreativität und ein ausreichendes Budget. Zelebrieren Sie das Kochen und Essen, wann immer es geht.

Hören Sie auf die Bedürfnisse Ihres Körpers und lernen Sie zu erkennen, wann Sie Hunger haben und wann es genug ist. Zwingen Sie sich weder zu bestimmten Essenszeiten noch zu einem Idealgewicht.

Trinken Sie ausreichend klares Wasser und Kräutertee, damit die Ausscheidungsprozesse »flüssig« ablaufen.

Urogenitaler Bereich

Harnwege

Kehren wir zurück zu unseren Narben:

Auch der Harnleiter kann, obwohl er tief im Becken verläuft, vom Narbengewebe einer Bauchoperation erreicht werden. Er ist der Transportweg für den Harn, der aus der Niere ausgeschieden wird und sich in der Blase sammelt. Ist seine Beweglichkeit gestört, dann verschlechtert sich auch seine Versorgung durch Blut- und Lymphgefäße sowie Nervenbahnen. Das schwächt die selbstregulierenden Kräfte in diesem Bereich und ermöglicht Keimen, die über den Harnleiter eindringen, sich leichter festzusetzen. Führen diese Keime zu Entzündungen, dann entstehen daraus Verklebungen im Gewebe, die die Beweglichkeit noch weiter behindern (siehe auch S. 74f). So breitet sich unterversorgtes Gewebe immer weiter aus und öffnet eindringenden Keimen Tür und Tor; bis hin zu den Nieren. Der Harnleiter selbst verliert mit der Zeit entweder an Spannung oder er verfestigt sich übermäßig. Beschwerden beim Wasserlassen, häufige Entzündungen, sowohl der Blase als auch der Niere, sowie ein gefährlicher Rückstau der Niere sind dann die möglichen Folgen.

Zur Behandlung von Harnwegsbeschwerden sucht die Osteopathin nach dem genauen Ort der Störung und löst mit ihren manuellen Techniken den verklebten Harnleiter, bis dieser seine ursprüngliche Beweglichkeit wieder erlangt. Einmal gelöste Verklebungen kehren nicht wieder.

Zudem untersucht sie die Lage und Beweglichkeit der Nieren, der Blase und des Hüftbeugemuskels mit allen Faszien, um auch die Umgebung des Harnleiters von möglichen Bewegungseinschränkungen zu befreien. Hierzu gehört auch die Lendenwirbelsäule, die ebenfalls auf ihre Beweglichkeit hin überprüft wird.

Blasenbeschwerden

Blasenbeschwerden gehören zu den häufigen Gründen, weshalb Patientinnen eine osteopathische Praxis aufsuchen.

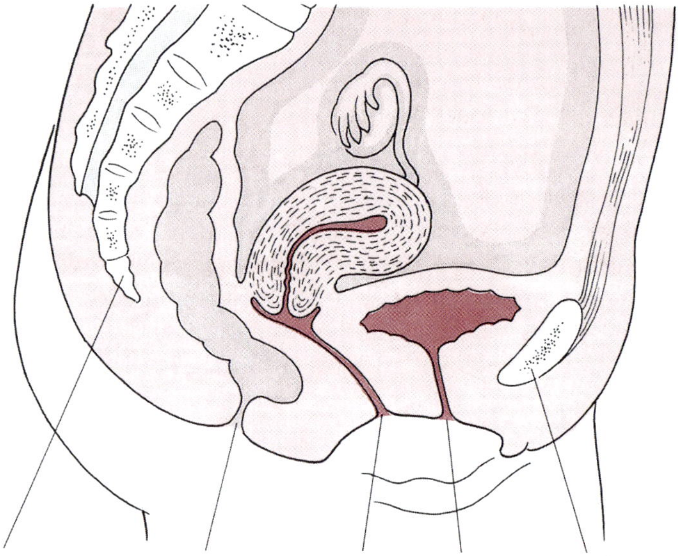

Die Lage der Blase

Die Blase ist ein Hohlorgan, das aus verschiedenen Schichten von Muskeln und Schleimhaut besteht. Sie speichert den Harn, der über die beiden Harnleiter aus den Nieren einströmt und entleert sich bei entsprechender Füllung über die Harnröhre. Bei der Frau liegt die Blase hinter dem vorderen Schambeinast, vor der Scheide und der Gebärmutter. Nach unten wird sie vom Beckenboden gestützt, der wiederum von der Harnröhre in seinem vorderen Bereich durchdrungen wird. Mehrere Bänder halten die Blase an ihrem Platz. Die enge räumliche Nähe im Becken führt dazu, dass die Blase oft in Mitleidenschaft gezogen wird, wenn andere Strukturen Störungen aufweisen.

Die Blase muss sehr elastisch und beweglich sein und genügend Platz zur Ausbreitung haben, damit der Druck im Inneren nicht unmäßig ansteigt. Ein fein abgestimmtes System aus vegetativen und somatischen Nerven reguliert und steuert diese Funktion. Sowohl das Speichern als auch das

Harnlassen, die Miktion, bedürfen des Zusammenspiels von unwillkürlich und willkürlich gesteuerten Muskeln in Blase, Harnröhre und Beckenboden. Wird das Zusammenwirken der verschiedenen Strukturen gestört, entstehen Blasenbeschwerden.

Blasenbeschwerden äußern sich meist in den verschiedenen Formen der Inkontinenz, also des unkontrollierten Abgangs von Harn. Zu den häufigsten Formen zählen die Drang- und die Stressinkontinenz. Erstere zwingt Betroffene schon bei geringster Blasenfüllung zur Toilette. Häufiges Wasserlassen, besonders nachts, ist dann die typische Folge.

Bei einer Stressinkontinenz hingegen reichen bestimmte Belastungen wie Husten oder Niesen aus, um kleine Mengen an Harn zu verlieren. Junge Frauen können nach Geburten von einer leichten Inkontinenz betroffen sein. Wird diese verdrängt, kann sie sich im Alter verschlimmern. Ist der höchste Grad der Störung erreicht, dann kann die Betroffene den Harnfluss nicht mehr kontrollieren und muss ständig Einlagen tragen.

Inkontinenz wird trotz Aufklärung durch die Medien noch vielfach tabuisiert und führt deshalb zu sozialen und auch psychischen Problemen, wenn Betroffene aus Scham auf gesellschaftliche Unternehmungen und Sport verzichten. Damit verschlimmern sich meist auch die Beschwerden, weil mit mangelnder Bewegung die Muskelkraft im Beckenbereich nachlässt.

Wie viele Frauen tatsächlich an Inkontinenz leiden, lässt sich nur ahnen, der hohe Absatz von Slipeinlagen und Binden spricht aber für sich.

Neben dem unkontrollierten Harnfluss kann es auch vorkommen, dass sich die Blase nicht mehr vollständig entleeren kann. Man spricht dann von einer Harn-Retention. In dem Restharn, der in der Blase verbleibt, finden Keime einen idealen Nährboden zur Vermehrung. Entzündungen sind die Folge.

Mechanische Ursachen

Blasenbeschwerden haben oft mechanische Ursachen. Ist das Gewebe erschlafft, etwa als Folge des normalen Alterungsprozesses, dann senken sich die Organe, während die Muskeln und Bänder nicht mehr die notwendige Spannung aufweisen. Zu den typischen Organsenkungen zählt die Senkung der Blase oder der Gebärmutter, die dann auf die Blase drückt und deren Funktion beeinträchtigt (siehe auch »Gebärmuttersenkung«, S. 79 f).

Häufig kommt es auch vor, dass eine Struktur erst erschlafft und sich dann mit der Zeit in ihrer neuen Position fixiert. Dann entsteht an dieser Stelle eine unelastische Region, die an anderen Strukturen zerrt und diese belastet.

Umgekehrt können sich auch einzelne Strukturen verfestigen und verkürzen, so dass sie nicht mehr die notwendige Beweglichkeit aufrecht erhalten.

Ist beispielsweise das Ligamentum pubovesicale, also das Band, das die Blase am Schambein-Ast befestigt, verkürzt oder angespannt, dann verhindert es die Ausdehnung der Blase und somit deren Füllung. Dadurch kann die Blase nur einen Teil der normalen Harnmenge aufnehmen und fordert schon nach kurzer Zeit eine Entleerung. Weil das Band aber auch seine Elastizität verloren hat, wird die Grenze der Kapazität ziemlich plötzlich erreicht, der dabei entstehende Druck ist dann fast nicht mehr zu halten.

Störungen an diesem Band sind meist der Grund, weshalb Blasenbeschwerden so therapieresistent sind. Denn wenn dieses Band über lange Zeit hinweg verkürzt gewesen ist, muss es behandelt werden, damit sich die Blase wieder voll entfalten kann. Die Untersuchung dieses Bandes verlangt allerdings eine sehr spezifische osteopathische Technik, weshalb in vielen schulmedizinischen Untersuchungsverfahren diese wichtige Struktur oft übersehen wird.

Die Ursachen für so eine Verkürzung können Blasenentzündungen, Blasensenkungen, eine nach hinten geneigte Gebärmutter, eine Entbindung oder eine nahe liegende Operationsnarbe sein. Auch statische Veränderungen im Becken, die aus einer angeborenen oder erworbenen Fehlstellung der Beine resultieren, können zu einer übermäßigen Anspannung dieses Bandes führen.

Eine ähnliche Wirkung wie die bereits mehrfach zitierten Operationsnarben besitzen Verklebungen. Sie entstehen im Gewebe, wenn sich als

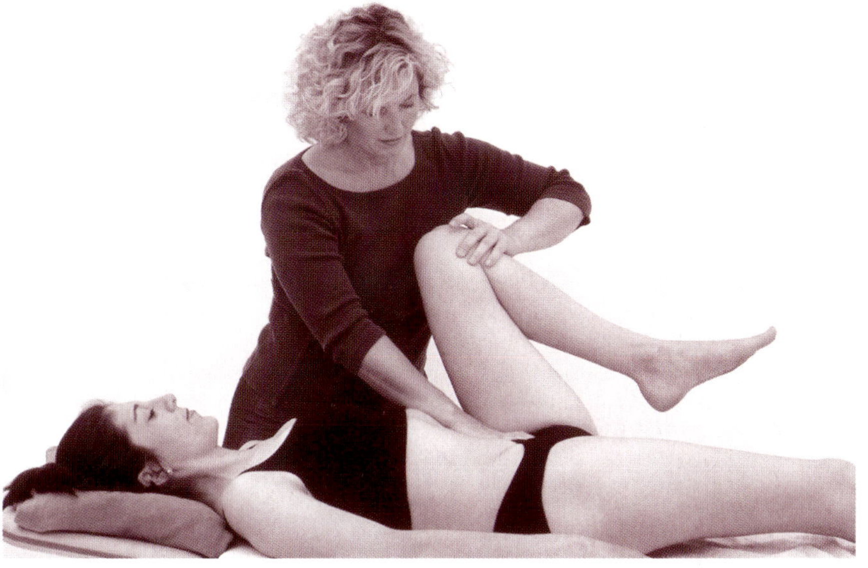

Die Behandlung des Ligamentum pubovesicalis

Folge eines Entzündungsprozesses Eiweiß bildet und verfestigt. Dabei können regelrechte Eiweißbrücken entstehen, die unterschiedliche Strukturen miteinander verbinden und diese in ihrer Beweglichkeit und Funktion einschränken. Im Bereich der Blase können solche Verklebungen zu Blasenbeschwerden führen.

Auch Stürze auf das Becken, Verletzungen, Knochenbrüche und vor allem Bewegungsmangel können verantwortlich sein für die zuvor beschriebenen Senkungen und Fixationen.

Der Beckenboden als Ursache

Oft ist eine Schwäche oder Fehlspannung des Beckenbodens die Ursache für Störungen beim Harnlassen. Besonders ältere Frauen oder Frauen, die mehrmals geboren haben, sind davon betroffen.

Auslöser sind dann meist Narben von Dammschnitten oder -einrissen, die entweder sehr rasch oder aber erst nach vielen Jahren zu einer Span-

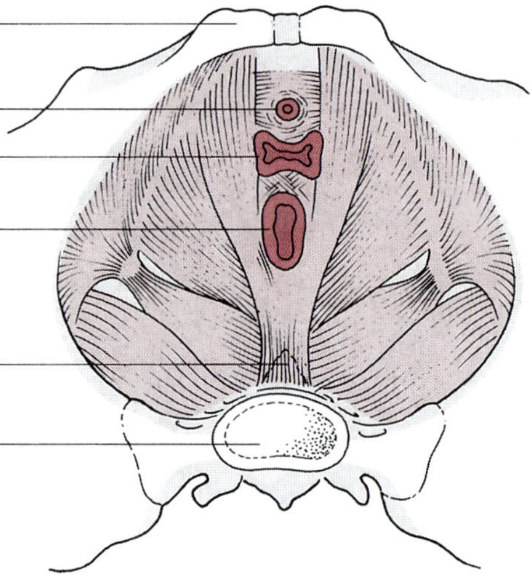

Der Beckenboden und seine Muskeln

Der Beckenboden

Die Osteopathie misst dem Beckenboden eine große Bedeutung zu. Denn fast alle Störungen im Bereich des Beckens zeigen sich als Spannungsstörung in der Muskel- und Faszienplatte des Beckenbodens. Der Beckenboden gehört zum statischen Zentrum des Körpers und hat Bezug zu allen anderen Regionen, weil er die Wirbelsäule und die Organe stützt und von vielen Nerven und Gefäßen durchdrungen wird. Seine vielfältigen Aufgaben beinhalten sowohl das Stützen und Auffangen großer Kräfte, wie das elastische Nachgeben und Entspannen. Weil der weibliche Beckenboden aufgrund des breiten Beckens eine große Fläche einnimmt, ist dessen Dehnbarkeit anfällig.

Ein gut funktionierender Beckenboden ähnelt der elastischen Bespannung eines Trampolins, das nachgibt, um dann wieder in seine Form zurückzukehren. Von seiner gesunden Funktion hängen fast alle Systeme des Körpers ab.

nungsstörung des Beckenbodens führen. Auch Operationsnarben im Unterbauch, besonders Kaiserschnitt-Narben, lösen Fehlspannungen im Beckenboden aus. Schwere körperliche Belastungen, ständiges Husten bei Bronchialerkrankungen oder starkes Pressen durch häufige Obstipation (Verstopfung) können ebenfalls eine Erschlaffung des Gewebes verursachen.

Neben der gezielten Behandlung der Ursache solcher Fehlspannungen ist eine Beckenboden-Gymnastik sehr hilfreich (siehe S. 80).

Blasenbeschwerden osteopathisch behandeln

Zur Behandlung von Blasenbeschwerden untersucht die Osteopathin die Lage der Blase und der umliegenden Organe und überprüft deren Beweglichkeit und damit deren Funktion. So kann sie Senkungen oder Fixationen feststellen, genauso wie Verfestigungen im Gewebe. Mit eigenen osteopathischen Techniken können diese Funktionsstörungen meist wieder gelöst werden.

Die osteopathische Behandlung von Blasenbeschwerden sollte immer durch eine gezielte Übungsbehandlung (u. a. Beckenbodengymnastik) ergänzt werden.

Wie die zuvor beschriebenen Beispiele zeigen, treten bei Blasenbeschwerden (aber auch anderen Beschwerden) oft zeitgleich bestimmte Funktionsstörungen an verschiedenen Organen auf und bilden gemeinsam so genannte Läsionsketten: Eine Funktionsstörung bedingt dann die folgende.

Mit gezielten Tastuntersuchungen (Palpationen), bei denen unter anderem die Faszien überprüft werden, kann eine Osteopathin solche Läsionsketten feststellen. Manche dieser Ketten folgen bekannten, »klassischen« Wegen, andere sind so individuell, wie der Körper, in dem sie sich ausbreiten. Sie hängen ab von dem System, das von der Störung befallen ist und folgen physiologischen und pathologischen Zusammenhängen, deren Kenntnisse die Kunst der Osteopathie ausmachen.

Die Osteopathin folgt mit ihren Händen diesen Ketten, um die unterschiedlichen Störungen entlang dieser Kette zu behandeln. Je nach Art und Ausmaß der Läsionskette kann dies mehrere Sitzungen erfordern.

Während der Behandlung beschreiben Patientinnen oft ganz genau, wann sie früher Veränderungen an dieser oder jener Stelle in ihrem Körper bemerkt und wie sich diese angefühlt haben. Oft treten im Verlauf der Behandlung alte Zustände oder auch Schmerzen auf, die der Patientin wohl bekannt sind. Irgendwann sind dann diese Beschwerden verschwunden und wurden durch andere ersetzt.

Die osteopathische Behandlung von Läsionsketten gleicht oft einer Reise in die Vergangenheit der Patientin, bei der viele Beschwerden und Emotionen noch einmal erlebt werden.

Ist die so genannte primäre Läsion, also die auslösende Funktionsstörung, gefunden und behandelt, dann ist auch die Ursache der Läsions-

Praxisbeispiel

Eine Läsionskette

Eine Patientin mit therapieresistenten Hüft- und Leistenschmerzen und Verdacht auf eine Hüftarthrose kommt in die osteopathische Praxis. Bei der Untersuchung stellt die Osteopathin eine leicht erhöhte Spannung im Bereich des linken Unterbauchs fest, die ihren Grund in der Spirale hat, die die Patientin seit einiger Zeit trägt, die aber sonst keine Beschwerden verursacht. Um das Gewebe in diesem Bereich nicht zu irritieren, folgt die Osteopathin der Faszienspannung, die sie schließlich hinunter zum Fuß führen, wo sie die Mittelfußknochen behandelt und eine Blockierung löst.

Am nächsten Tag ruft die Patientin an und erzählt aufgeregt, dass sie in der Nacht plötzlich Schmerzen bekommen und kurz darauf ihre Spirale »geboren« hat. Die Hüftschmerzen sind verschwunden und seitdem nicht mehr wiedergekommen. Eine Verklebung im Bereich der Bänder der Gebärmutter, die die Osteopathin bei der nächsten Behandlung feststellt, hat wohl zu einer verdeckten Unverträglichkeit der Spirale geführt. Vom Körper wurde dies mit einer Läsionskette kompensiert, die schließlich die Blockierung im Fuß auslöste. Die Schmerzen traten aber weder am einen, noch am anderen Ende der Läsionskette auf, sondern dazwischen. Eine Behandlung der Hüfte, dem eigentlichen Grund, weshalb die Patientin in die Praxis kam, hätte sehr wahrscheinlich keinen Erfolg gebracht.

kette beseitigt und lösen sich die ihr folgenden Störungen mit mehr oder weniger Behandlungen auf. Auch wenn es nicht immer gelingt, die auslösenden Störungen zu beseitigen, so ist doch eine Verbesserung fast immer möglich.

Gebärmuttersenkung

Wenn die Bänder der Gebärmutter diese nicht mehr in ihrer Position halten können, sinkt die Gebärmutter ab. Wie weit der Uterus dabei in den Scheidenkanal absackt, wird nach Schweregraden unterschieden. Im Extremfall kann die Gebärmutter als Uterusprolaps sogar aus der Scheide herausrutschen.

Jede Gebärmuttersenkung beeinträchtigt nicht nur die Funktion der Gebärmutter selbst, sondern auch die der nahe liegenden Organe und überdehnt die Faszien, die diese Organe einbetten. So entstehen Läsionsketten, die meist die Blase mit einbeziehen. Oft löst die Gebärmutter auch die Senkung (Ptosis) sämtlicher Organe des Beckens aus.

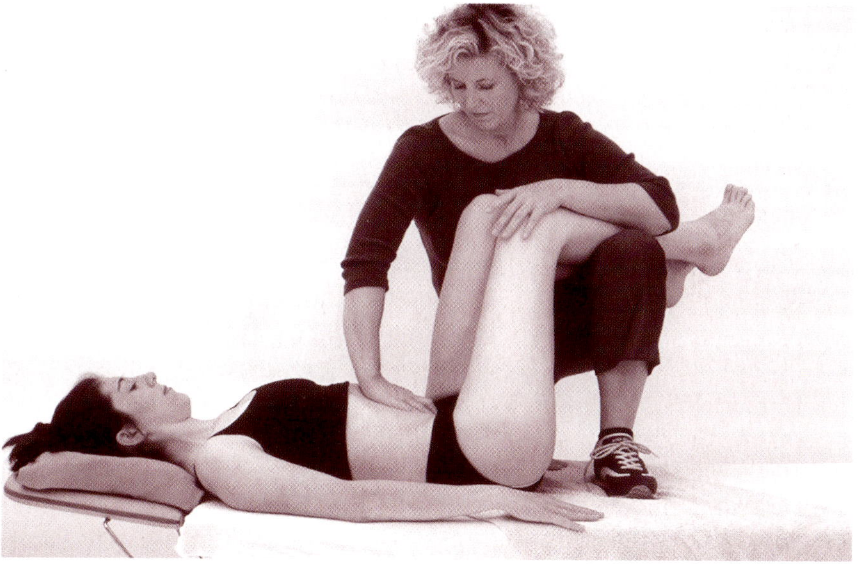

Die Behandlung der Gebärmutter

Soweit eine Läsionskette vorliegt, wird die Osteopathin dieser folgen und nach der auslösenden Funktionsstörung suchen, um diese zu behandeln. Fixationen, verkürzte oder unelastische Strukturen, die die Osteopathin aufspürt, kann sie meist erfolgreich behandeln und Spannungen in den Faszien lösen.

Für die Muskulatur des Beckenbodens empfiehlt sich außerdem eine gezielte Beckenbodengymnastik.

Schmerzen beim Verkehr

Auch die erhöhte Spannung des Beckenbodens kann zu Beschwerden führen, etwa beim Geschlechtsverkehr. Anatomisch betrachtet ist die Scheide eine von drei Öffnungen im weiblichen Beckenboden. Ist dieser nun verspannt, dann kann sich die Scheide beim Verkehr nicht richtig öffnen, um den Penis aufzunehmen. Der starke Widerstand im Gewebe

Entspannungsübung für den Beckenboden

Die Beckenboden-Übungen stellen ein eigenes Gebiet außerhalb der Osteopathie dar. Bei Problemen mit dem Beckenboden empfiehlt sich deshalb eine spezifische Gymnastik, etwa nach dem Tanzberger-Konzept. Ihre Osteopathin wird Ihnen gegebenenfalls zu einer solchen Gymnastik raten.

Neben dem Training für den Beckenboden ist auch häufig dessen Entspannung nötig.

- Dazu sitzen Sie breitbeinig auf einem Stuhl, so dass Sie Ihre Sitzbeinhöcker spüren.
- Stellen Sie sich vor, wie der Beckenboden dazwischen aufgespannt ist.
- Nun spannen Sie den Beckenboden kurz an, um ihn dann lang und bewusst wieder zu entspannen.
- Atmen Sie dabei aus und fühlen Sie, wie der Beckenboden breit wird und absinkt.
- Die Entspannungsphase soll mindestens zehnmal so lange dauern wie die Phase der Anspannung.
- Wiederholen Sie diese Übung vier- bis fünfmal.

verursacht dann Schmerzen, während Stress über das sympathische Nervensystem die Verspannung zusätzlich erhöht.

Fixierungen im Bereich der Scheide machen sich meist in bestimmten Stellungen bemerkbar, wenn der Penis die Scheidenwand an diesen Stellen dehnt. Eine gezielte Behandlung des Beckenbodens und der Beckenorgane kann hier rasche Abhilfe schaffen.

Neben der Behandlung der Ursache ist eine Beckenbodengymnastik nötig, um die Muskulatur zu trainieren.

Dabei sollte dem bewussten Loslassen ebenso viel Aufmerksamkeit geschenkt werden, wie der differenzierten Anspannung. Die gezielt eingesetzte Beckenbodenspannung kann das Lustempfinden steigern.

Menstruationsbeschwerden

Schmerzhafte Regelblutungen (Dysmenorrhoe) sind den meisten Frauen bekannt. Schätzungsweise jede fünfte Frau bedarf einer Behandlung, weil ihre Periode starke Schmerzen verursacht. Treten diese Schmerzen mit der ersten Periode in der Pubertät auf, spricht man von einer primärer Dysmenorrhoe, Regelschmerzen im Verlauf des späteren Lebens bezeichnet man als sekundäre Dysmenorrhoe.

Die Ursachen für schmerzhafte Regelblutungen können sehr vielfältig sein und mit anderen Beschwerden wie Myomen, entzündlichen Geschlechtskrankheiten oder Verletzungen im Scheidenbereich zusammenhängen. Oft sind die Schmerzen aber auch mechanisch bedingt und lassen sich dann osteopathisch wirksam behandeln.

Mit jedem Zyklus baut die Gebärmutter Schleimhaut auf, um darin eine befruchtete Eizelle aufnehmen zu können. Bleibt die Befruchtung aus, setzt die Periode ein und die Gebärmutter stößt die nunmehr überflüssige Schleimhaut unter Kontraktionen wieder ab. Dabei zerrt sie an den Bändern, an denen sie befestigt ist, und reibt am umliegenden Gewebe. Sind diese Bänder verkürzt, nicht mehr elastisch oder fehlt dem Gewebe die notwendige Beweglichkeit, entstehen Schmerzen, die am ersten und zweiten Blutungstag am stärksten sind.

Weitere Schmerzen können die Dysmenorrhoe begleiten: Weil die Bänder, die die Gebärmutter halten, am Kreuzbein befestigt sind, kann der Zug, den die Gebärmutter ausübt, Kreuzschmerzen auslösen. Über die Wirbelsäule können diese Verspannungen bis zum Kopf hin reichen und zu Kopfschmerzen führen. Wird die Beweglichkeit der Faszien behindert, die die Gebärmutter umhüllen und in den Bauchraum reichen, können auch Verdauungsbeschwerden folgen.

Das Ziel einer osteopathischen Behandlung ist immer gleich: mangelnde Beweglichkeit wiederherstellen, damit die betroffenen Strukturen erneut einwandfrei funktionieren können.

Bevor die Osteopathin mit der eigentlichen Behandlung beginnt, muss sie sicher stellen, dass keine schwerwiegenden oder akuten Indikationen vorliegen, die nur schulmedizinisch therapiert werden können.

Zur Behandlung der Dysmenorrhoe untersucht die Osteopathin Größe und Lage der Gebärmutter und deren Beweglichkeit. Sie testet die Strukturen, die die Beweglichkeit der Gebärmutter möglicherweise behindern, um Einschränkungen, die sie aufspürt, zu behandeln.

Da wie beschrieben die Folgen einer Dysmenorrhoe weit reichen können, beschränkt sich die Untersuchung und Behandlung nicht nur auf den Beckenbereich, sondern schließt Wirbelsäule und Bauch mit ein. Auch die Gefäßsysteme und Lymphbahnen werden behandelt.

Über kraniosakrale Techniken kann die Osteopathin entspannend und regulierend auf das vegetative Nervensystem einwirken.

Prämenstruelles Syndrom (PMS)

Der Begriff Prämenstruelles Syndrom umfasst eine Vielzahl unterschiedlicher Beschwerden, die zwischen dem Zeitpunkt des Eisprungs und dem Einsetzen der Regel auftreten und zyklisch wiederkehren. Im Unterschied zu ständigen, chronischen Störungen verschwinden die Beschwerden zuverlässig und kehren erst im darauf folgenden Monat wieder. PMS tritt meist bei Frauen ab dem 30. Lebensjahr auf, nahezu jede dritte Frau ist davon betroffen.

Amerikanischen Untersuchungen zufolge gaben Patientinnen über 150 verschiedene psychische und somatische Störungen als prämenstruelle Beschwerden an, von depressiven Verstimmungen und Schlafstörungen bis hin zu Kopf-, Gelenk- und Muskelschmerzen, Gewichtszunahme und einem Anschwellen der Brüste.

Obwohl das Krankheitsbild neu ist, gilt es mittlerweile als anerkannt. Die genauen Ursachen des PMS sind aber noch nicht erforscht, ein Zusammenhang mit dem Hormonhaushalt und der starken Abnahme von Progesteron, dem Gelbkörperhormon, gegen Ende des Zyklus wird vermutet.

PMS und Osteopathie

Für die Behandlung von PMS bietet die Osteopathie keine Patentlösung. In der Praxis zeigen sich aber gute Erfolge, wenn die betroffenen Patientinnen systematisch auf alle vorgefundenen Funktionsstörungen hin behandelt werden. Dabei achtet die Osteopathin darauf, nicht nur Bewegungseinschränkungen zu lösen, sondern insgesamt die Gewebespannung im Organismus zu normalisieren. Der Einsatz von kraniosakralen Techniken zeigt eine ausgleichende Wirkung auf den Hormonhaushalt.

Die systematische Behandlung aller Funktionsstörungen, also das Wiederherstellen der uneingeschränkten Beweglichkeit aller Strukturen, hat gerade bei Frauen einen spezifischen Hintergrund. Denn der weibliche Körper neigt – mehr als der männliche – zur Stase. Das bedeutet, die in ihm enthaltenen Körperflüssigkeiten zirkulieren und strömen nicht immer im vollen Umfang und fließen nicht immer richtig ab. Diese Stase gilt als Primärstadium eines entzündlichen Prozesses und ist maßgeblicher Auslöser zahlreicher weiblicher Beschwerden.

Die Zirkulation der Flüssigkeiten, ihre Drainage zu fördern, ist denn auch ein Ziel der osteopathischen Behandlung. Dabei werden sowohl die Blutgefäße als auch die Lymphbahnen von Einschränkungen befreit und angeregt.

»Die Säfte müssen fließen« ist eine osteopathische Grundregel, die vor allem für den weiblichen Körper gilt. Bewegungsmangel und eine ungesunde Ernährung verstärken die Neigung zur Stase, genauso wie die Übersäuerung des Gewebes durch zu viel Kaffee, leere Kohlenhydrate (Zucker, Weißmehlprodukte) und Fett.

Gesellschaftsbedingte Ursachen?

Die amerikanische Gynäkologin Christiane Northrup vertritt die Ansicht, dass gerade in der hochsensiblen Zeit vor der Regel sich der weibliche Körper gegen die Belastungen auflehnt, die das Leben in einer von männlichen Anforderungen geprägten Welt ihm auferlegt. Der natürliche Rhythmus der weiblichen Natur wird nicht respektiert. Stattdessen wird von den Frauen erwartet, dass sie unabhängig davon jederzeit »funktionieren«. Ihr Bedürfnis nach Rückzug und Ruhe wird zur Störung erklärt und führt dann eben zu krankhaften Reaktionen.

Es entspricht dem Wesen der Osteopathie, gerade auf solche Forderungen des Körpers Rücksicht zu nehmen oder deren Ursache zu finden und sie nicht unterdrücken zu wollen, wie dies die Schulmedizin oft praktiziert.

Wenn die Patientin im Laufe einer Behandlung ein neues Gefühl für ihren Körper gewinnt und ihre eigenen Rhythmen kennen lernt, dann ist die Behandlung sehr erfolgreich verlaufen.

Was Sie selbst tun können

Achten Sie auf eine gesunde Ernährung: mit reichlich Obst, Gemüse, fettarmem Fisch und fettarmem Fleisch. Reduzieren Sie dafür Kaffee, Alkohol, leere Kohlehydrate und Zucker.

Sorgen Sie für Bewegung: Rad fahren, zu Fuß gehen, Tanz und vor allem Schwimmen sind geeignete Sportarten. Der Druck des Wassers massiert die gestaute Flüssigkeit aus dem Gewebe und regt den Abtransport an.

Achten Sie auf Ihre Atmung: Atmen ist ein Motor für den lymphatischen und venösen Abfluss. Durch die Pumpbewegungen des Zwerchfells wird ein Sog aufgebaut, der die Venen besonders in der unteren Körperhälfte entstaut. Tiefes Ein- und Ausatmen an der frischen Luft sowie herzhaftes Gähnen, Lachen und Singen sind hilfreiche Maßnahmen. Ganz nebenbei bringen Sie damit auch Licht in die Seele.

Respektieren Sie die Signale Ihres Körpers, nehmen Sie sie als Botschaften wahr und versuchen Sie, diese zu verstehen und sich darauf einzustellen, anstatt sie zu bekämpfen. Leben Sie in Ihrem eigenen Rhythmus.

Zysten und Myome

An den Eierstöcken (aber auch in anderen Organen) bilden sich oft Gewebsblasen, die mit Flüssigkeit gefüllt sind. Diese Gewebsblasen bezeichnet man als Zysten. Eierstockzysten können funktionell aus den Follikel oder Gelbkörpern entstehen, wenn diese trotz Regelblutung weiterwachsen. Zysten können sich aber auch eigenständig formen, wenn Gewebe anschwillt und sich mit Flüssigkeit füllt. Man spricht dann von einer echten Neubildung.

Zysten sind in den allermeisten Fällen harmlos und bilden sich innerhalb von spätestens acht Wochen wieder zurück. Da sie eine Größe von bis zu sechs Zentimetern und mehr erreichen können, lösen sie unter Umständen auch Beschwerden aus, wie Dysmenorrhoe, Unterleibsschmerzen und Unwohlsein.

Nicht funktionelle Zysten gelten nach osteopathischem Verständnis als »Blasen«, ähnlich denen, die man sich beim Laufen an den Füßen holen kann. Sie entstehen, wenn Gewebe aneinander reibt oder zerrt, weil es nicht elastisch ist, also nicht genügend Bewegung erlaubt. Diese Zysten sprechen deshalb gut auf eine sanfte Mobilisierung und Harmonisierung des Gewebes im Umfeld der Eierstöcke an. So behandelt, können sie sich meist schneller zurückbilden.

Myome hingegen sind gutartige Gewächse des Muskelgewebes der Gebärmutter. Durchschnittlich ist jede fünfte Frau ab dem 35. Lebensjahr davon betroffen. Nicht immer müssen Myome Beschwerden verursachen, oft werden sie nur zufällig während einer Routineuntersuchung entdeckt. Bei der Hälfte der Betroffenen führen sie allerdings zu Blutungsstörungen, jede dritte leidet unter Schmerzen. Je nachdem, wo die Myome in oder an der Gebärmutter sitzen, können sie unter anderem zu Blasenbeschwerden oder Verstopfung führen oder gar die Schwangerschaft beeinträchtigen.

Warum Myome entstehen, ist nicht bekannt; da sie aber unter Hormoneinfluss stehen, können sie wachsen und wieder kleiner werden oder ganz verschwinden. Haben sie eine kritische Größe erreicht oder sitzen sie an problematischen Stellen, müssen sie unter Umständen operativ, möglichst Gebärmutter erhaltend, entfernt werden.

Die osteopathische Behandlung von Myomen zielt darauf ab, die sie begleitenden Beschwerden zu lindern. Dazu untersucht die Osteopathin die Beweglichkeit der Gebärmutter, die meist myombedingt eingeschränkt ist. Mit ihren Techniken kann sie die abhanden gekommene Beweglichkeit wieder herstellen und behandelt dazu vor allem die Bänder der Gebärmutter und deren knöcherne Anheftungen. Auch die arterielle, venöse, lymphatische und neuronale Versorgung im ganzen Becken kann mit eigenen Techniken verbessert werden.

Unfruchtbarkeit

Bei mehr als zehn Prozent aller Paare in Deutschland kommt es trotz Kinderwunsch innerhalb des ersten Jahres zu keiner Schwangerschaft. Diese Paare gelten dann als unfruchtbar. Entgegen früheren Annahmen, die der Frau die Ursachen für eine ausbleibende Schwangerschaft zuschoben, weiß man heute, dass die möglichen Störungen gleichermaßen zu jeweils 40 Prozent auf Frauen wie Männer verteilt sind. In einem von zehn Fällen sind sogar beide Partner betroffen, in weiteren 10 Prozent lassen sich die Ursachen weder beim Mann noch der Frau aufspüren.

Frauen, die wiederholt schwanger werden, aber immer Fehlgeburten erleiden, sind infertil; Frauen, die überhaupt nicht schwanger werden können, gelten als steril. Die sehr vielfältigen möglichen Ursachen für die weibliche Unfruchtbarkeit liegen im hormonellen oder organischen Bereich. Aber auch psychische Faktoren haben einen großen Einfluss auf die Fruchtbarkeit. Entsprechend vielseitig und unterschiedlich sind die möglichen Behandlungsansätze.

Inwieweit sich eine osteopathische Behandlung positiv auf die Fruchtbarkeit der Frau auswirkt, lässt sich nur schwer belegen. Die Erfahrungswerte aus dem Praxisalltag zeigen aber, dass nicht wenige unfruchtbare Frauen nach entsprechenden osteopathischen Behandlungen ihren Kinderwunsch erfüllen konnten.

Wenn unfruchtbare Frauen ihre Osteopathin aufsuchen, dann meist, weil die Ursache ihrer Unfruchtbarkeit schulmedizinisch nicht gefunden werden konnte. Auch in der Osteopathie lassen sich die Ursachen einer Unfruchtbarkeit nicht immer aufspüren. Dann widmet sich die osteopathische Behandlung dem funktionellen Gleichgewicht der Patientin und ihrem Gesamtbefinden. Dazu löst die Osteopathin die Bewegungseinschränkungen auf, die sie während der Untersuchung aufspürt und schafft damit die bestmöglichen Voraussetzungen für ein einwandfreies Funktionieren aller Organe und Systeme.

Das Prinzip der Osteopathie: »Leben ist Bewegung« gilt auch für das Thema Unfruchtbarkeit. Je beweglicher die einzelnen Organe und Strukturen sind, desto besser können sie und damit der Organismus in seiner Gesamtheit funktionieren.

Die osteopathische Behandlung einer Unfruchtbarkeit mit unbekannter Ursache dient also nicht der Erfüllung eines dringenden Wunsches, sondern der Wiederherstellung der Funktion. Je mehr die Patientin dabei mit sich selbst ins Reine kommt und je tiefer sie ihre Erwartungshaltung setzt, desto größer ist meist auch die Chance, das gewünschte Kind zu bekommen. Eine gesunde Lebensweise und ein gelassener Umgang mit dem eigenen Kinderwunsch erhöhen diese Wahrscheinlichkeit.

Oft folgt daraus eine Umstellung der eigenen Lebensweise, die eine Schwangerschaft bisher verhindert hat, weil der Druck, unter dem die Frau steht, zu hoch ist und der Körper sich wehrt.

Beide, Osteopathin und Patientin, müssen sich dennoch darüber im Klaren sein, dass sie eine Schwangerschaft nicht herbeizwingen können. Dann ist Demut gefragt: das Anerkennen des persönlichen Schicksals, das ein Kind manchmal einfach nicht vorsieht.

Unter Umständen ist hier eine psychotherapeutische Beratung sinnvoll, um den Hintergründen des Kinderwunsches nachzuspüren und zu verhindern, dass daraus eine quälende Sehnsucht wird.

Was Sie für Ihr Becken (und Ihren Bauch) selbst tun können

Vermeiden Sie Narben: Verzichten Sie auf Operationen, soweit sie nicht zwingend notwendig sind. Legen Sie Wert auf minimal-invasive Operationstechniken, wenn eine OP unumgänglich ist. Diese sind in der Regel die gewebeschonenderen Eingriffe.

Schaffen Sie Bewegung: Bringen Sie Ihr Becken wortwörtlich in Schwung. Dafür eignen sich alle Formen des Tanzes, insbesondere orientalischer Tanz. Aber auch Afro, Salsa, Merengue, Jazz und Ausdruckstanz, oder üben Sie mit dem Hoola-Hoop-Reifen zu fetziger Musik daheim. Mit Schwimmen, Yoga oder Dehnungsübungen halten Sie Ihre Faszien elastisch.

Nehmen Sie Ihren Bauch als Ihre weibliche Mitte wahr und bekämpfen Sie ihn nicht als kosmetisches Problem. Becken und Bauch sind nicht nur Sitz Ihrer weiblichen Organe, sondern beherbergen auch einen Teil Ihres weiblichen Bewusstseins.

Dort entsteht auch Ihre sexuelle Energie, die vielen Lehren zufolge die stärkste Lebensenergie darstellt. Weibliche Kreativität und Lebensfreude sind eng verbunden mit dem liebevollen und lustvollen Erleben der eigenen Sexualität.

Entdecken Sie Ihre eigene Erotik, anstatt sich dem anzupassen, was andere als „richtig und schön“ ansehen. Hören Sie auch in dieser Hinsicht auf das, was Ihr Bauch Ihnen mitteilt.

Beziehen Sie immer Ihr Bauch-Gefühl in Ihre Entscheidungen mit ein.

Sorgen Sie für Wärme: Die gute alte Wärmflasche auf dem Bauch oder warme Sitz- und Fußbäder, eventuell mit durchblutungsfördernden Zusätzen, wirken gefäßerweiternd. Trinken Sie über den Tag verteilt wärmende Kräutertees oder ayurvedisches Ingwerwasser (Wasser abkochen und einige Scheiben frischen Ingwer zufügen).

Achten Sie in der kalten Jahreszeit auf warme Kleidung, besonders Schuhe und Strümpfe. In kalten Füßen stellen sich die Gefäße eng, um weiteren Wärmeverlust zu vermeiden. Dadurch wird auch die Durchblutung im Becken reduziert.

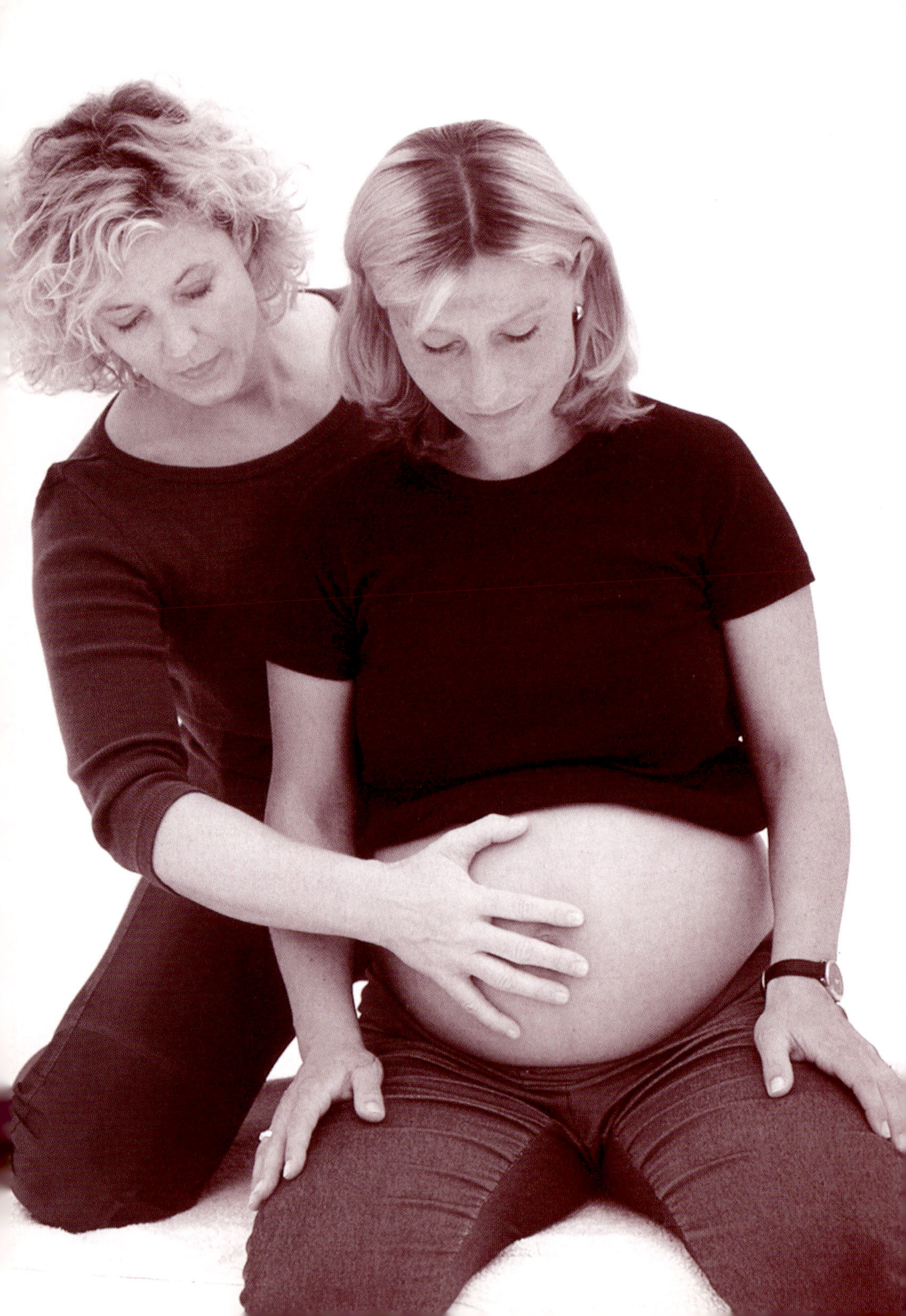

Schwangerschaft und Geburt – Wechseljahre

Die Osteopathie kann Frauen während der Schwangerschaft (und der Zeit danach) gut begleiten und unterstützen. So können sich Mutter und Kind optimal auf die Geburt vorbereiten.

Auch die natürlichen Veränderungen während der Wechseljahre können osteopathisch begleitet und so positiv als neuer Lebensabschnitt erlebt werden.

Schwangerschaft und Geburt

Die größten natürlichen Veränderungen im weiblichen Körper finden zweifellos während der Schwangerschaft, der Geburt und in der Zeit der Rückbildung danach statt.

Während es etwa in Frankreich schon lange üblich ist, schwangere Frauen mit osteopathischen Behandlungen während der Schwangerschaft und nach der Geburt zu begleiten, geschieht dies hierzulande erst in wenigen Fällen. Meistens kommen Frauen erst in die osteopathische Praxis, wenn bereits Beschwerden bestehen. Dabei kann eine osteopathische Behandlung den Körper wirksam unterstützen und ihm helfen, sich den Veränderungen anzupassen.

Eine werdende Mutter osteopathisch zu begleiten, bedeutet, vor allem dafür zu sorgen, dass dem Kind genügend Raum zum Wachsen geschaffen wird und die dafür nötige Dehnung des Gewebes möglichst schonend für Mutter und Kind erfolgen kann.

Dazu testet der Osteopath alle Strukturen und stellt die Elastizität und freie Beweglichkeit der Faszien, Gelenke und Organe soweit her, dass die natürliche Entwicklung des Kindes nicht behindert wird.

Die inneren Organe

Die inneren Organe im Becken, Bauch und Brustkorb haben alle ihren eigenen Platz, besitzen eigene Anheftungspunkte und Berührungsflächen, Bewegungsrichtungen und Drehachsen. Wenn das Kind während der Schwangerschaft in der Gebärmutter heranreift und von Woche zu Woche größer wird, benötigt es zunehmend mehr Raum und verdrängt die Organe von ihrer Position. Dieser Vorgang ist völlig normal, genauso wie die unterschiedlichen Veränderungen und auch kleinen Beschwerden, die mit der Schwangerschaft einhergehen und danach wieder abklingen.

Vor allem die empfindliche Blase, die dicht unterhalb der Gebärmutter sitzt, ist dem wachsenden Druck ausgesetzt und reagiert ihrerseits mit vermehrtem Harndrang. Weil sie sich nicht mehr so gut füllen kann wie vor der Schwangerschaft, muss sie sich eben öfters entleeren.

Damit dieser vermehrte Harndrang aber nicht zu einer richtigen Störung ausartet, hält die Osteopathin die Umgebung der Blase frei von übermäßigen Spannungen und Einschränkungen und verhindert so, dass die Blase zu sehr in ihrer Beweglichkeit und Funktion behindert wird.

Auch für den Dünn- und Dickdarm sowie den Magen wird der Platz zunehmend eng. Die größer werdende Gebärmutter schränkt deren Peristaltik ein und harmlose, vorübergehende Verdauungsstörungen sind dann meist die Folge.

Eine abgestimmte Ernährungsweise kann hier schon Wunder wirken, wie etwa der Verzicht auf blähende und stark gewürzte Speisen und die Verteilung des Essens auf mehrere kleine Mahlzeiten pro Tag.

In der die Schwangerschaft begleitenden Untersuchung testet die Osteopathin immer wieder die Beweglichkeit der Organe und behandelt diese bei Bedarf mit sanften Techniken. Dabei gilt es zu unterscheiden zwischen bereits länger bestehenden Störungen und solchen, die erst durch die Schwangerschaft entstanden sind.

Besondere Beachtung finden die knöchernen Begrenzungen des Bauchraumes nach oben und unten hin, also Brustkorb und Becken. Hier können große Zugkräfte über die Faszien entstehen, die sich dann eben in den Brustkorb oder in das Becken fortsetzen. Stellt die Osteopathin solche Zugkräfte fest, dann löst sie diese und arbeitet auf eine gleichmäßige Verteilung der Spannungen hin.

Des Weiteren achtet sie darauf, dass gegen Ende der Schwangerschaft die stark gedehnten Gewebe ihre Elastizität nicht verlieren und ein Sinken des Kindes ins Becken erlauben.

Die zunehmende Ausdehnung des Bauches verlangt auch von den Rippen und den Organen im Brustkorb eine große Beweglichkeit. Mit fortschreitender Schwangerschaft drückt das Kind immer weiter nach oben und schränkt die Bewegungen des Zwerchfells ein. Die werdende Mutter spürt dies dann in Form von Kurzatmigkeit, Druckgefühl und Enge im Brustkorb.

Auch vorhandene Blockierungen in der Brust- und Halswirbelsäule sowie Störungen der Atemwege können sich nun zeigen. Der Körper hat dann die Grenzen seiner Kompensationsfähigkeit erreicht und alte Funktionsstörungen, die bisher von anderen Strukturen »überspielt« wurden, treten in den Vordergrund.

Im Hinblick auf die bevorstehende anstrengende Geburt müssen auch solche Blockierungen mit Hilfe gezielter osteopathischer Techniken gelöst werden.

Das Steißbein

Bei der Schwangerschaft und Geburt nimmt das Steißbein am Ende der Wirbelsäule eine wichtige Rolle ein. Denn als Ansatz für viele Bänder und Muskeln sorgt es wie ein knöcherner Anker für den Halt des Beckenbodens. Diesen Halt muss das Steißbein während der ganzen Schwangerschaft und der damit einhergehenden kräftigen Gewichtszunahme von durchschnittlich 12–18 kg aufrechterhalten. Bei der Geburt dagegen muss das Steißbein gemeinsam mit dem darüber sitzenden Kreuzbein stark nach hinten ausweichen, um dem kindlichen Kopf und Rumpf den Durchtritt durch den Geburtskanal zu ermöglichen.

Wenn nun eines oder mehrere der Bänder, die am Steißbein ansetzen, ihre Elastizität verloren haben, behindert es dessen Ausweichbewegung und erschwert somit die Geburt. Oft entstehen schon Probleme, wenn sich das Kind am Ende des siebten Schwangerschaftsmonats in das Becken senkt, weil die Spannung im Becken den Eintritt des Kindes nicht erlaubt.

Besonders das Band zwischen der Gebärmutter und dem Steißbein (Ligamentum sacro-uterinum) gilt oft als Auslöser: Durch das viele Sitzen und den Bewegungsmangel im Alltag verkürzt sich dieses Band meist. Dann zieht es häufig die Gebärmutter nach hinten und fixiert sie. So behindert es die Entwicklung der Gebärmutter während der Schwangerschaft und deren Bewegung bei der Geburt. Osteopathen vermuten, dass diese Einschränkung bestimmte Fälle von Unfruchtbarkeit mit verantwortet.

Mit einem einfachen Test überprüft der Osteopath die Elastizität des Steißbeins und kann mit einer speziellen Technik dessen Beweglichkeit wiederherstellen.

Manchmal ist es notwendig, das Ligamentum sakro-uterinum direkt zu behandeln. Dies geschieht vorsichtig vom After aus und sollte nur nach Rücksprache mit Ihrem Gynäkologen und auch nur in bestimmten Abschnitten der Schwangerschaft geschehen.

Ein frei bewegliches Steißbein erlaubt auch eine bessere Dehnung des Beckenbodens, was für die Geburt sehr wichtig ist. Mit gezielten Techniken auf dem Zentrum des Beckenbodens kann die Osteopathin die Dehnfähigkeit zur Geburtsvorbereitung wirkungsvoll unterstützen.

Die Gefäße

Der mit fortschreitender Schwangerschaft steigende Druck in Bauch und Becken beeinträchtigt auch die hierin verlaufenden Gefäßsysteme, die für den venösen und lymphatischen Abfluss aus den Beinen verantwortlich sind. Stauungen in den Venen können zu Krampfadern, Wasseransammlungen (Ödeme) oder Hämorrhoiden führen.

Die Osteopathin kann den Abfluss in den gestauten Gefäßen verbessern, indem sie mit ihren Techniken dort, wo sie Einengungen vorfindet, den notwendigen Freiraum schafft. Eine zusätzliche Behandlung des Zwerchfells, der Nieren und des großen Hüftbeugemuskels bringt hier oft eine spürbare Erleichterung. Denn während über das Zwerchfell die Pumpwirkung für den notwendigen Abfluss aktiviert werden kann, beeinflusst die Beweglichkeit von Nieren und Hüftbeugemuskel den Druck auf die Beckenvenen.

Stauungen in Gesicht und Händen können aber auch Anzeichen für einen Schwangerschafts-Bluthochdruck sein. Sie sollten deshalb vom Arzt kontrolliert werden.

Unterstützen Sie die Entstauung und beugen Sie einer Stase vor. Durch richtiges Schuhwerk, Bewegung und Atemübungen, Schwimmen und gelegentliches Hochlegen der Beine fördern Sie den Rückfluss.

Rückenschmerzen

Abhängig vom Haltungstyp verstärkt die Schwangerschaft die Neigung zum Hohlkreuz oder Flachrücken. So verlangt das zunehmende Gewicht eine vermehrte Haltearbeit der Muskulatur, während gleichzeitig die Bänder und Muskeln durch den veränderten Hormonhaushalt mehr Wasser einlagern, weicher werden und an Halt verlieren. Muskelschmerzen oder Blockierungen in der Wirbelsäule, den Gelenken des Beckens, besonders den Kreuz-Darmbein-Gelenken, können dem folgen.

Gegen Ende der Schwangerschaft drückt das Kind oft auch auf den Ischias-Nerv und löst Ischias-Schmerzen aus.

Eine osteopathische Behandlung verbessert die Statik und Haltung deutlich und beseitigt Blockierungen und Verkürzungen. Besitzt der Körper wieder die notwendige Bewegungsfreiheit, dann kann er sich auch selbst wieder ins Lot bringen.

Neben der Beseitigung der Störungen, empfiehlt die Osteopathin oft stabilisierende Übungen, um die Muskulatur zu stärken.

Kopfschmerzen

Es gibt eine Vielzahl von Ursachen, die zu Kopfschmerzen führen können. Weil dazu auch schwerwiegende Gründe zählen, ist es ratsam, Kopfschmerzen mit dem Arzt zu besprechen.

Im ersten Drittel der Schwangerschaft treten Kopfschmerzen aber oft aufgrund der hormonellen Veränderungen auf. Diese Schmerzen verschwinden dann wieder, sobald der Organismus sich an die Schwangerschaft gewöhnt hat.

Aus osteopathischer Sicht können Kopfschmerzen auch aufsteigend aus der Beckenregion kommen. Entweder ausgehend vom Steißbein und weitergeleitet über die Wirbelsäule bis zum Hinterhaupt oder über die vordere Kette der Faszien, vom Schambein aus zum Brustbein und von dort zu Kiefer und Stirn.

Eine Behandlung des Beckens, ergänzt durch kraniosakrale Techniken, kann hier meist wirksam helfen (siehe auch »Kopfschmerzen«, Seite 147 ff).

Fehllagen des Babys

In über 95 Prozent aller Fälle nimmt das Kind bei einer termingerechten Geburt im siebten Schwangerschaftsmonat die normale Geburtslage ein: Das Kind dreht sich, der Kopf zeigt nach unten, das Kinn ist auf die Brust gedrückt. Mit dem Hinterhaupt zuerst kommt das Kind dann auf die Welt.

Nimmt das Kind diese normale Lage nicht ein, dann fehlt meistens der notwendige Platz zum Drehen. Je früher hier eine osteopathische Behandlung erfolgt, also je kleiner das Kind noch ist, desto mehr Raum bleibt für die richtige Drehung.

Die osteopathische Behandlung einer Fehllage dient in erster Linie dazu, alle Hindernisse zu beseitigen, damit sich das Kind ungehindert drehen kann. Erfahrungsgemäß reicht dies meist aus, damit das Kind von alleine die richtige Lage einnimmt.

Falls nötig, kann die Osteopathin mit sanften Griffen versuchen, dem Kind die richtige Drehung vorzugeben und ihm einen Drehpunkt zu vermitteln. Dabei muss aber berücksichtigt werden, dass es unabhängig vom Platz gute Gründe geben kann, weshalb das Kind nicht die normale Geburtslage einnimmt – auch wenn sich diese Gründe nicht immer aufspüren lassen.

Die Erfahrung zeigt, dass trotz äußerer Wendung, wie sie der Arzt durchführt, jedes dritte Kind in seine Fehllage zurückkehrt.

Was Sie selbst tun können

Nehmen Sie sich die notwendige Zeit für sich und Ihr Baby, um sich bewusst an der Schwangerschaft zu erfreuen. Diese Lebensphase ist einmalig. In ihr legen Sie die wichtigsten Grundsteine für die Gesundheit Ihres Kindes, aber auch für Ihre eigene.

Bewusstes Atmen sorgt für eine optimale Versorgung mit Sauerstoff und fördert den venösen und lymphatischen Abfluss.

Rad fahren, Gehen und besonders Schwimmen sind – in Maßen betrieben – geeignete Sportarten. Bitte fragen Sie Ihren Arzt, ob er Einwände gegen bestimmte Sportarten hat.

Besonders empfehlenswert ist der orientalische Tanz. Dieser urweibliche Tanz diente über viele Jahrhunderte als Mittel zur sanften Geburt und wurde von Frauen für Frauen praktiziert. Erst viel später kam die erotische Komponente dazu und der Bauchtanz geriet als Vorbeugemaßnahme für Frauenleiden in Vergessenheit.

Die sanften, kreisenden Bewegungen eignen sich hervorragend zur Entspannung und fördern die Durchblutung im Beckenraum. Dabei entsteht ein neues Körperbewusstsein, das hilft, Unsicherheit oder gar Angst zu überwinden.

Eine gezielte Geburtsvorbereitung, wie sie von Hebammen und Kliniken angeboten wird, sollten Sie auf jeden Fall nutzen.

Die osteopathische Begleitung einer Schwangerschaft

Wenn eine Schwangerschaft osteopathisch begleitet wird, leitet ein ausführliches Anamnese-Gespräch die Untersuchung und Behandlung ein. In diesem Gespräch erkundigt sich die Osteopathin nach möglichen früheren Schwangerschaften, Problemen bei der Geburt, Krankheiten, Operationen, Unfällen und natürlich, ob Mutter und Kind gesund sind. Die Daten aus dem Mutterpass sowie ärztliche Untersuchungsergebnisse sind zusätzliche wichtige Bausteine, die das Bild, das sich die Osteopathin von ihrer Patientin macht, vervollständigen.

Die eigentliche Untersuchung beginnt zunächst im Stehen. Die Osteopathin beurteilt dabei die Größe und Form des Bauches sowie Haltung und den Körpertyp der Patientin. Dann überprüft sie mit ihren Händen die Wirbelsäule und die Muskulatur. Weitere Untersuchungen erfolgen im Sitzen und im Liegen.

Bevor die Osteopathin den Bauch untersucht, legt sie die Hände dort auf, wo sich das Kind befindet und nimmt Kontakt mit ihm auf, um es nicht zu erschrecken und gleichzeitig seine Lage, Beweglichkeit und die Spannung der Gebärmutter zu ertasten.

Die Osteopathin überprüft auch die Atembewegungen der Mutter, ihre Gelenkbewegungen in den Hüften, Schultern und Wirbelgelenken. Wenn sie auf eine Funktionsstörung trifft, wendet sie die jeweils angezeigte Technik an, um diese zu lösen.

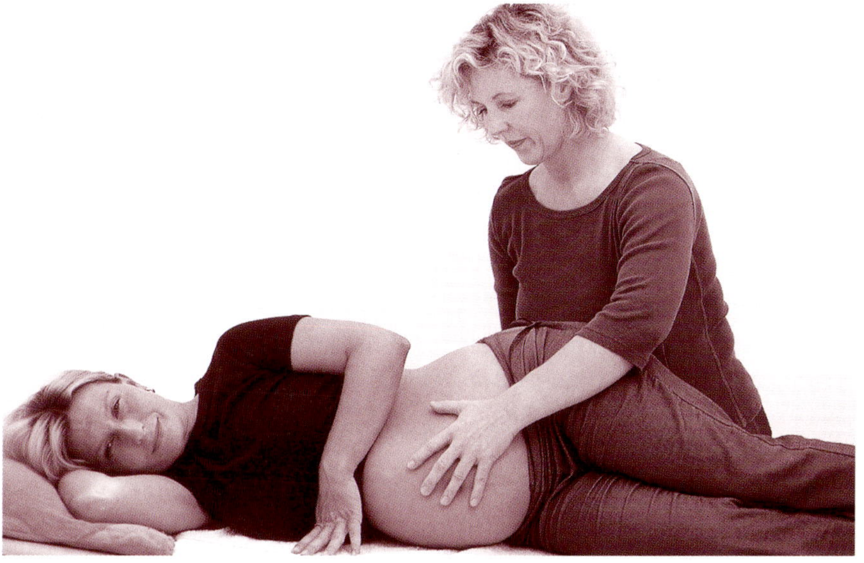

Untersuchung einer Schwangeren im Liegen

Dabei gibt sie – gerade in der Schwangerschaft – immer den weichen, behutsamen Techniken den Vorzug. Weil das Gewebe, die Bänder und Gelenke durch die hormonbedingte Wassereinlagerung weich geworden sind, reichen diese Techniken – gegebenenfalls im Zusammenspiel mit der Atmung der Patientin – meist völlig aus.

Wie viele Sitzungen notwendig sind, um eine Schwangerschaft osteopathisch zu begleiten, wird immer der Einzelfall entscheiden.

Die Geburt

Obwohl die Geburt einen außergewöhnlichen Kraftakt für Mutter und Kind darstellt, zählt sie zu den wohl natürlichsten Vorgängen im Leben eines Menschen. Nur in Ausnahmefällen sind Kaiserschnitt, Dammschnitt und der Einsatz von Zangen oder Saugglocke notwendig, weil Leben und Gesundheit von Mutter und Kind andernfalls gefährdet wären.

Die osteopathische Vorbereitung einer Geburt kann wirksam dazu beitragen, dass solche Ausnahmefälle seltener geschehen. Um das Verletzungsrisiko von Mutter und Kind so gering wie möglich zu halten und einen möglichst störungsfreien Verlauf zu gewährleisten, muss der gesamte Körper auf die Belastungen der Geburt optimal vorbereitet werden.

Dazu beseitigt die Osteopathin Blockierungen in den Gelenken des Beckens und der Wirbelsäule und befreit die zugehörigen Bänder, Muskeln und Faszien von möglichen Verklebungen und Verspannungen.

Mit den Wehen erweitert sich der Geburtskanal: Der Organismus der Mutter erlaubt nun dem Kind, auf die Welt zu kommen. Dazu müssen sich unter anderem die Muskeln am Beckenboden weit dehnen, idealer Weise ohne dabei zu reißen oder mit einen Dammschnitt durchtrennt zu werden.

Ein osteopathisch gut vorbereitetes Gewebe übersteht solche Dehnungen in der Regel besser und wird sich nach der Geburt rasch wieder zurückbilden und seine Elastizität wiedergewinnen.

Natürlich lassen sich auch bei bester Vorbereitung mögliche Komplikationen nicht immer verhindern. Eine enge Zusammenarbeit mit der Hebamme und dem Arzt ist deshalb immer wichtig. Ein Osteopath ist kein Geburtshelfer, aber er kann dazu beitragen, dass eine Geburt normal verläuft.

Die Kreuzbeinfixierung

Dieses Krankheitsbild ist kaum bekannt. Und doch verbirgt sich hinter einer Vielzahl weiblicher Beschwerden – insbesondere von Müttern – die Fixierung des Kreuzbeins als eigentliche Ursache.

Da während der Geburt große Kräfte auf das Becken der Mutter wirken, überdehnen die Muskeln und Bänder des Beckens leicht und verlieren vorübergehend ihre natürliche Gewebespannung. In diesem Zustand sind die Gelenke verletzungsanfällig und es können leicht Blockierungen oder Fehlhaltungen entstehen.

Dies gilt ganz besonders für das Kreuz- und das Steißbein. Die beiden Knochen müssen während der Geburt weit nach hinten ausweichen, um dem Kind den Weg in die Welt frei zu machen. Wenn sie danach nicht mehr an ihren ursprünglichen Platz zurückkehren, verursachen sie eine Reihe von ernsthaften Störungen. Werden die Bänder gar verletzt, dann vernarben sie und halten das Kreuzbein in seiner Fehlstellung fest.

Da die meisten Organe im Becken und Bauchraum an Kreuz- und Steißbein anheften, werden sie durch die Fehlstellung nach unten gezogen und in ihrer Beweglichkeit eingeschränkt. Funktionsstörungen sind dann die Folge.

Viele Patientinnen klagen nach der Entbindung über Blasenschwäche oder Verdauungsstörungen. Die osteopathische Behandlung von Steiß- und Kreuzbein sowie der Gewebe, die deren Fixierung ausgelöst haben, bringt hier oft eine rasche Besserung.

Bleibt die Kreuzbeinfixierung hingegen länger unbehandelt, dann kann der Zug, den sie auf die vordere Faszienkette ausübt, bis zum Schädel hin reichen. Entlang diesem Weg können überall Störungen entstehen.

Da diese vorderen Faszien wie auf einem Kleiderbügel am Schultergürtel befestigt sind, können sie die Beweglichkeit der Schultergelenke aber auch der Brust- und Halswirbelsäule beeinträchtigen. Die erhöhte Spannung der vorderen Faszien bewirkt auch eine Stauchung der Wirbelsäule, die ihrerseits mit diversen Beschwerden reagiert.

Auch die feste, unelastische Rückenmarkshaut, die das Rückenmark schützt, kann den Zug einer Kreuzbeinfixierung übertragen: Wie ein Glockenseil zerrt sie dann an ihren oberen Anheftungen im Schädel und verursacht dort Beschwerden. Nacken- und Hinterkopfschmerzen, aber auch Störungen der Organe in Brust- und Bauchraum, können daraus folgen.

Die osteopathische Untersuchung einer Frau schließt immer das Kreuz- und Steißbein mit ein. Eine Kreuzbeinfixierung ist oft Auslöser unterschiedlichster Beschwerden und kann in der Regel gut osteopathisch behandelt werden.

Der Kaiserschnitt

Manchmal ist ein Kaiserschnitt die Methode der Wahl, um Schaden für Mutter und Kind abzuwehren. In vielen Kliniken wird heute eine schonende Art der Operation durchgeführt, die bessere Heilung und weniger Spätfolgen verspricht, die so genannte Misgav-Ladach-Methode.

Tatsächlich gehört aber die Kaiserschnittnarbe zu den häufigsten Verursachern von Spätfolgen im ganzen Körper (vgl. Abschnitt »Narben«, Seite 58 ff). Aufgrund ihrer besonderen Lage kann sich diese Narbe in der Tiefe ausbreiten und auch nach vielen Jahren noch Störungen verursachen.

Aus osteopathischer Sicht zählen zu den möglichen Folgen einer Kaiserschnittnarbe unter anderem Blasenstörungen und Inkontinenz, Beckenbodenschwäche, Verlust der Bauchmuskelspannung, Verdauungsstörungen in Darm und Magen, Störungen der Gallenblase, Krampfadern, Hüft- und Knieprobleme, Fehlstellungen der Beine und Füße, Rückenschmerzen und Nacken-Schulter-Verspannungen, Kopfschmerzen und Migräne, Veränderungen im hormonellen System, Depressionen, Schmerzen beim Geschlechtsverkehr und Orgasmusstörungen.

Weil diese Zusammenhänge oft unterschätzt oder sogar verneint werden, durchlaufen betroffene Frauen meist eine Vielzahl von Behandlungen, ohne eine wirkliche Besserung zu erfahren.

Liegt also ein Kaiserschnitt vor, dann sollte die Narbe auf jeden Fall osteopathisch behandelt werden. Wenn möglich schon nach Abschluss der Wundheilung, damit sie gar nicht erst zu stören beginnt. Auch erleichtert eine entsprechende Behandlung die natürliche Geburt späterer Kinder.

Die Behandlung der Narbe löst bei der Patientin oft heftige Emotionen aus. Dabei berichten Frauen immer wieder, dass sie das Gefühl haben, ihr Kind sei noch nicht wirklich geboren. Offensichtlich haben die Narkose und der Eingriff das Ereignis der Geburt und der Abnabelung nicht in das Bewusstsein der Mutter dringen lassen. Manche Frauen fühlen sich um dieses Erlebnis regelrecht betrogen.

Deshalb schließt die Behandlung einer Kaiserschnittnarbe nach der Wundheilung sinnvollerweise das Kind mit ein: Über das kraniosakrale

System stimuliert die Osteopathin das Baby so, dass es eine Drehung durchführt, die der Geburtsbewegung ähnelt, während die Mutter aufmerksam den Vorgang verfolgt. Anschließend bekommt sie ihr Baby sofort in den Arm gelegt, so wie man ihr bei einer natürlichen Geburt ihr Neugeborenes gleich auf den Bauch gelegt hätte. Mutter und Kind erhalten so die Chance, das Geburtserlebnis als Ritus nachzuholen. Bei der Drehung stoßen dabei manche Kinder tatsächlich einen Schrei aus, der dem »Geburtsschrei« gleichkommt.

Dies sind beglückende Momente, die oft erlösend auf Mutter und Kind wirken. Schlafstörungen und Unruhezustände verschwinden dann oft von allein.

Wunschkaiserschnitt

In den USA kommt mittlerweile jedes fünfte Kind über einen Wunschkaiserschnitt zur Welt. Auch in Deutschland schneiden Ärzte bei über zwanzig Prozent aller Geburten die Bauchdecke und Gebärmutter auf. Das schaffe »planbare Gewissheit statt natürliche Ungewissheit«, so das Motto der Befürworter des Wunschkaiserschnitts.

Doch stellt der Kaiserschnitt trotz schonenderer Operationsmethoden einen massiven operativen Eingriff dar, mit all den damit verbundenen Risiken und vorab beschriebenen möglichen Folgebeschwerden. Zudem erhöht die Schnittentbindung das Risiko für spätere Geburten.

Auch die möglichen seelischen Folgen einer ausbleibenden natürlichen Geburtserfahrung für Mutter und Kind und deren Auswirkung auf deren Beziehung gilt es zu berücksichtigen.

Ein Osteopath wird deshalb – soweit keine zwingende medizinische Indikation vorliegt – immer von einem Kaiserschnitt abraten.

Dammschnitt

Wenn der Beckenboden nicht genügend nachgibt und während der Geburt ein Einriss droht, dann schneidet der Geburtshelfer vorsorglich die Scheide in Richtung After ein wenig ein. Nach Ansicht der Ärzte kann dieser gezielte Schnitt wieder gut vernäht werden und heilt meist besser, als ein Riss, der in seinen Ausmaßen schwer zu kontrollieren ist.

Viele Hebammen und Osteopathinnen sehen die gehäufte Anwendung des Dammschnitts dagegen eher kritisch. Sie betrachten einen kleinen Einriss als das geringere Übel gegenüber einem routiniert gesetzten Schnitt.

Auch die Behandlung von Dammschnitt-Narben gehört zu den wichtigen Aufgaben in der Osteopathie für Frauen, denn diese Narben können, wenn sie unbehandelt bleiben, eine Vielzahl von Störungen auslösen und selbst nach Jahren noch Probleme verursachen, die man zunächst nicht mit einem Dammschnitt in Verbindung bringen würde.

Meist wirkt sich eine Dammschnittnarbe auf die nahe liegenden Organe und Strukturen aus, wie Blase, Darm, Gebärmutter und Scheide, und kann deren Funktionen behindern und eine Organsenkung auslösen.

In der osteopathischen Behandlung wird die Narbe vorsichtig gedehnt und ihre Verfestigungen sanft gelöst. So kann der Beckenboden seine Beweglichkeit wieder erhalten, während die durch die Narbe verursachten Störungen oft nach wenigen Behandlungen wieder verschwinden können.

Zur Behandlung der Narbe ist es manchmal nötig, von innen, also vaginal oder rektal, an der Narbe zu arbeiten. Auf diese Weise wird gezielt gearbeitet und eine unnötige Reizung des umliegenden Gewebes vermieden. Die Osteopathin führt die dazu notwendigen Techniken natürlich sehr behutsam durch und klärt ihre Patientin hierzu vorher auf.

Nach Rücksprache mit dem Arzt kann die Behandlung einer Dammschnittnarbe bereits nach abgeschlossener Wundheilung beginnen. Sie zeigt aber auch mehrere Jahre nach der Entbindung oft noch gute Erfolge.

Wochenbettdepression

Der Baby-Blues oder die Wochenbettdepression beschreibt die seelische Krise, in die manche Wöchnerin, meist zwischen dem dritten und fünften Wochenbetttag, fällt. Als Ursachen für plötzliche Unsicherheit, Angst und Tränen werden die dramatischen Hormonveränderungen vermutet, die nach der Geburt eintreten und den Organismus zur Rückbildung führen. In den meisten Fällen verschwindet der Baby-Blues innerhalb von zehn Tagen wieder.

Unabhängig von den hormonellen Veränderungen ist die Geburt eine überwältigende Erfahrung im Leben einer Frau und verändert unwiederbringlich deren Lebenssituation. Besonders wenn die Geburt schwer oder gar dramatisch verlaufen ist, schwingen die verschiedensten Gefühle und Empfindungen bei der Mutter mit. Die Auseinandersetzung mit diesen unterschiedlichen Gefühlen wird aber oft unterdrückt und schafft sich dann unter Umständen als Wochenbettdepression ihren Raum.

Hat die Mutter bei der Geburt ihres Kindes Schmerzen erlitten oder gar einen Teil ihrer Gesundheit eingebüßt, dann hat sie, trotz aller Liebe, mit ihrem Kind etwas zu klären. Freude und Trauer, vielleicht sogar Wut liegen dann als sehr widersprüchliche Empfindungen dicht beieinander.

In diesen seelisch-emotionalen Konflikt kann ein Osteopath therapeutisch nur bedingt eingreifen. Oft zeigt sich ein Zusammenhang mit Funktionsstörungen wie etwa die geburtsbedingte Fixierung des Kreuzbeins (siehe »Kreuzbeinfixierung«, Seite 100 f).

Am Kreuz- und Steißbein endet das kraniosakrale System, das über die Wirbelsäule und den darin verlaufenden Rückenmarkshäuten bis in den Schädel hineinreicht. Über die Rückenmarkshäute, die im Schädel zu Hirnhäuten werden, entsteht so eine direkte Verbindung zwischen Gehirn und Kreuzbein.

Liegt nun eine Fixierung des Kreuzbeins vor, dann geraten die Hirnhäute unter Zug und wirken unter Umständen auf den Bereich der übergeordneten Hormondrüsen ein. Das kann die normale Hormonumstellung stören und die Anpassung des Organismus an die neue Situation nach der Entbindung erschweren.

Zur Behandlung führt der Osteopath das Kreuzbein in seine ursprüngliche Position zurück und löst die Spannungen der Hirn- und Rückenmarkshäute. Auch die Beweglichkeit des Schädels wird untersucht und gegebenenfalls behandelt.

Nicht immer muss eine Senkung des Kreuzbeins vorliegen, dennoch hat die Geburt meist Spuren in Form richtiger Verletzungen oder Funktionsstörungen hinterlassen. Durch die Behandlung dieser Spuren erlebt die Patientin oft noch einmal die während der Geburt wahrgenommenen widersprüchlichen Gefühle. Diese erneut und bewusst zu spüren, kann dazu beitragen, eine Wochenbettdepression zu lindern.

Tipps zur Phase der Rückbildung

- Betreiben Sie Rückbildungsgymnastik nur unter fachkundiger Anleitung. Herkömmliche Bauchmuskel-Übungen können die Muskulatur überfordern und zu irreversiblen Schäden führen.
- Warten Sie mit sportlicher Betätigung bis etwa sechs Wochen nach dem Abstillen.
- Beginnen Sie mit leichten Bewegungen wie spazieren gehen, Rad fahren oder schwimmen, sobald es Ihnen Ihr Arzt erlaubt.

Das Kind

Zu einer osteopathischen Betreuung gehört auch die Untersuchung des Kindes. In der Regel bringt die Mutter ihr Baby zum ersten Besuch nach der Entbindung mit in die Praxis.

Die Osteopathin untersucht dann das Kind, dessen Körper und insbesondere den Schädel auf ungleichmäßige Spannungen hin, die durch die Strapazen der Geburt entstanden sein könnten. Denn jede normale Geburt kann Spuren hinterlassen, etwa am Kopf und an der Wirbelsäule des Kindes, die großen Kräften ausgesetzt waren, als das Kind durch den Geburtskanal trat. Vor allem schwierige Geburten – etwa weil der Geburtskanal zu eng war und Hilfsgeräte eingesetzt werden mussten – bleiben meist nicht ohne Folgen.

Geburtsbedingte Fehlspannungen oder verschobene oder gestauchte Knochen können zu einer Vielzahl von Störungen führen: Reizungen der Hirnnerven aufgrund von Komprimierungen im Bereich der Schädelbasis können Verdauungsprobleme mit Blähungen und Erbrechen verursachen, genauso wie einen Schiefhals oder Schielen. Andere Beschwerden wie etwa ein Fehlbiss oder die asymmetrische Entwicklung der Wirbelsäule und des Beckens zeigen sich meist erst später, wenn sich die anfänglichen Funktionsstörungen in den knöchernen Strukturen des Kindes verfestigt haben.

Besonders Kinder, die viel schreien und spucken, sprechen sehr gut auf eine osteopathische Behandlung an. Soweit ein Hirnnerv komprimiert wurde, versucht die Osteopathin, den gereizten Hirnnerv von seinem Druck zu befreien, damit dieser wieder störungsfrei funktionieren kann.

Der weiche, formbare und noch sehr bewegliche Körper des Kindes erlaubt grundsätzlich ein sehr wirksames osteopathisches Arbeiten.

Osteopathie für Kinder

Mehr über das Thema Osteopathie für Kinder erfahren Sie im Ratgeberbuch »Osteopathie. So hilft sie Ihrem Kind« von Christoph Newiger und Birgit Beinborn, Trias Verlag in MVS Medizinverlage Stuttgart, Stuttgart 2000.

Rückenschmerzen nach der Schwangerschaft

Die ungewohnte Belastung durch das Heben und Tragen des Kindes verursacht häufig Überlastungsschmerzen.

Solange die Mutter stillt, befindet sich ihr Organismus noch in einem besonderen Zustand: Das Gewebe, das unter hormonellem Einfluss während der Schwangerschaft besonders weich wurde, um sich besser zu dehnen, hat noch nicht zu seiner normalen Festigkeit zurückgefunden und ist deshalb auch nicht besonders belastbar.

Weil dieser Zustand aber normal ist und sich erst einmal nicht ändern lässt, gilt es vorzubeugen und auf eine schonende und kraftsparende Haltung beim Bücken und Heben besonders zu achten. Die notwendigen Techniken hierfür erlernen Sie in der Rückbildungsgymnastik oder von Ihrer Hebamme.

In der osteopathischen Behandlung sorgt der Osteopath dafür, dass die Strukturen des Beckens und Bauches sich schneller von den Folgen der Schwangerschaft und Geburt erholen und zu ihren normalen Bewegungen und Funktionen zurückfinden.

Das Stillen

Schmerzen in der Brust- und Halswirbelsäule sowie in den Schultern und Armen werden oft durch das Stillen verursacht. Das größere Gewicht der Brüste zieht an den vorderen Faszien des Oberkörpers nach unten und eine ungünstige, stark gebeugte Haltung beim Stillen, nachts oder zwischendurch, verstärkt diesen Effekt und führt mit der Zeit zu Schmerzen.

Für eine wirksame Behandlung untersucht der Osteopath unter anderen die vordere Faszienkette, die vom Schambein über den Bauch bis zur Stirn hin reicht und unterschiedliche Spannungsstörungen aufweisen kann. Der Osteopath stellt die abhanden gekommene Elastizität wieder her, damit sich der Oberkörper besser aufrichten kann und behandelt Bewegungseinschränkungen in den Bereichen von Wirbelsäule, Becken und Schultergürtel.

Indem er den Dünndarm entstaut, befreit er den mütterlichen Stoffwechsel von Schadstoffen und sorgt damit für eine bessere Versorgung des Kindes.

Was Sie selber tun können

- Tiefes Atmen und Dehnungen des Brustkorbs sowie der oberen Gliedmaßen sorgen für Entspannung.
- Führen Sie leichte, stabilisierende Übungen zur Stärkung der Muskulatur von Oberkörper und Hals durch.
- Fragen Sie Ihre Hebamme nach den besten Bedingungen beim Stillen und die richtige Haltung.
- Auch ein Stillkissen kann helfen.

Wechseljahre

Die Wechseljahre bezeichnen den Zeitabschnitt, in dem die Eierstöcke ihre Funktion nach und nach einstellen und der weibliche Körper von seiner fruchtbaren Phase in eine hormonelle Ruhephase überwechselt. In dieser Zeit werden die Hormone, die den weiblichen Zyklus steuern, in immer geringeren Mengen produziert, bis schließlich die letzte Regelblutung, die Menopause, eintritt.

In Deutschland befindet sich etwa ein Fünftel der weiblichen Bevölkerung in diesem wichtigen Lebensabschnitt, der etwa zwischen dem fünfundvierzigsten und sechzigsten Lebensjahr eintritt.

Die Schulmedizin und vor allem die Pharmaindustrie neigen dazu, diese ganz natürliche Lebensphase zu einem krankheitsähnlichen Zustand zu erklären, und beschreiben die abnehmende Hormonproduktion gern als einen Hormonmangel, dem man medikamentös entgegenwirken kann.

In der Tat können die Wechseljahre von einer ganzen Reihe an unterschiedlichen Beschwerden wie Hitzewallungen, Schlafstörungen, depressiven Zuständen und anderem mehr begleitet werden, die sich aber keineswegs massiv äußern müssen. Treten schwerwiegende Beschwerden auf, kann eine Hormonersatztherapie angezeigt sein.

Hormone oder nicht

Grundsätzlich zieht die Osteopathie auch beim Thema Wechseljahre die natürliche Behandlung durch die Unterstützung der körpereigenen Kräfte einer medikamentösen Therapie vor, auch weil Nutzen und Risiken oder Begleiterscheinungen einer Hormonersatztherapie noch nicht vollständig erforscht sind.

Vor allem aber respektiert die Osteopathie die Wechseljahre als eine ganz natürliche Lebensphase, die alle Frauen durchlaufen, und die, gerade weil sie eine Veränderung darstellt, auch große Chancen bietet.

Dennoch kann es gute Gründe geben, um eine Hormonersatztherapie zu beginnen. Klären Sie deshalb diese Frage mit Ihrem Arzt. Der persönliche Hintergrund und die Familiengeschichte spielen dabei ebenso eine Rolle wie bestehende Krankheiten oder deren Risiken. Die vielfältigen Medikamente, die heute auf dem Markt sind, lassen eine differenzierte, individuelle Dosierung zu.

Wechseljahre als Chance

Je bewusster sich eine Frau auf die Wechseljahre als eine Phase der Veränderung einstellt, desto beschwerdefreier kann sie diese Zeit erleben. Denn selbstverständlich verliert eine Frau nicht an Wert, wenn sie aus dem gebärfähigen Alter kommt. Vielmehr bietet dieser neue Lebensabschnitt die Chance, endlich die Dinge zu tun, für die vorher keine Zeit war. Ein beruflicher Neustart oder eine bis dahin oft nicht mögliche Neuorientierung an den eigenen Bedürfnissen schafft dann ganz neue Lebensinhalte.

Dank guter Ernährung und medizinischer Betreuung können Frauen heute ihre Schaffenskraft und Gesundheit bis ins hohe Alter erhalten.

Osteoporose

Eine klimakterische Knochenerweichung (Osteoporose) kann entstehen, wenn die Hormone, insbesondere die Östrogene, die am Knochenaufbau beteiligt sind, mit den Wechseljahren deutlich abnehmen. Dann entmineralisiert das Skelett, die Knochen bauen ab und Knochenbrüche im Alter können folgen.

Durch kalziumreiche Ernährung mit ausreichend Vitaminen, Bewegung und Sport, genügend Sonnenlicht und der Vermeidung oder Verringerung von Nikotin, Koffein, Alkohol und Cola lässt sich der Osteoporose wirksam vorbeugen.

Auch Hormone werden bei Bedarf präventiv eingesetzt. Die Behandlung wird heute allerdings bereits mit anderen, wirkungsvolleren Medikamenten durchgeführt.

Die Osteopathie kann dazu beitragen, die Versorgung der Knochen zu verbessern und deren Beweglichkeit zu erhalten.

Osteopathie in den Wechseljahren

Alte Störungen beginnen oft erst mit den Wechseljahren Beschwerden zu verursachen. Zum einen, weil die Kompensationsfähigkeit des Körpers ausgelastet ist, zum anderen aber auch, weil viele Patientinnen erst jetzt die Zeit finden, sich um ihren eigenen Körper zu kümmern und Störungen und Beschwerden bewusster wahrnehmen.

Durch die osteopathische Behandlung solcher alten Störungen lässt sich die Lebensqualität der betroffenen Patientinnen erheblich steigern. Denn oft verschwinden oder bessern sich so Beschwerden, die lange Zeit das Wohlbefinden beeinträchtigt haben.

Der vorbeugende Charakter der Osteopathie ist gerade auch in den Wechseljahren angezeigt. Störungen können im Vorfeld behandelt und behoben und Bewegungseinschränkungen frühzeitig gelöst werden. Dazu tastet die Osteopathin die Organe und Faszien in Bauch und Becken ab, überprüft die Wirbelsäule auf Blockierungen und Bewegungseinschränkungen und verbessert den Lymphfluss im Körper. Die gute Versorgung aller Organe mit Sauerstoff und Nährstoffen sowie eine wirkungsvolle Entschlackung sind gerade jetzt wichtig, um die optimale Funktion des gesamten Organismus aufrechtzuerhalten.

Was Sie selber tun können

Betrachten Sie die Wechseljahre als Chance und setzten Sie auf die Weisheit Ihres Körpers.

- Erhalten oder beginnen Sie mit körperlichen Aktivitäten und bringen Sie in jeder Hinsicht Bewegung in Ihr Leben.
- Ernähren Sie sich gesund und verzichten Sie auf krankmachende Substanzen wie Nikotin, Koffein, Fett und Zucker im Übermaß.
- Pflegen Sie Ihre sozialen Netze, Ihre Freundschaften und Beziehungen.
- Suchen Sie nach neuen Zielen und Inhalten und verwirklichen Sie diese.
- Und, last but not least, genießen Sie die schönen Dinge des Lebens.

Auch die Kontrolle vorhandener Narben und alter Funktionsstörungen ist im Rahmen eines regelmäßigen Check Up sinnvoll. Dabei achtet die Osteopathin darauf, insgesamt die Beweglichkeit zu fördern, indem sie die Gelenke von Einschränkungen befreit und der Muskulatur zur optimalen Dehnbarkeit zurückverhilft. So schafft sie die besten Voraussetzungen für den Erhalt der Mobilität bis ins hohe Alter. Denn der Verlust der Beweglichkeit ist das markanteste Zeichen für die Alterung.

Psyche und Emotionen

Nach osteopathischem Verständnis entstehen Krankheiten, wenn unser Organismus auf Einflüsse nicht adäquat reagieren kann. Dann hinterlassen diese Einflüsse Spuren: entweder Funktionsstörungen, aus denen sich dann Krankheiten entwickeln können, oder gleich Veränderungen an der Struktur. Einflüsse wirken natürlich nicht nur auf körperlicher, sondern auch auf seelischer Ebene.

Umgekehrt hat jede Beschwerde auch eine psychische Komponente: Eine Krankheit etwa ist meist mit Leiden verbunden oder ein Unfall mit einem Schock. Nicht wenige Beschwerden haben ihre Ursachen im seelischen Bereich. Dann nutzt die Psyche den Körper als Sprachrohr, um auszudrücken, was sie selbst nicht bewältigen kann.

Die Osteopathie weiß um diese Zusammenhänge. Sie berücksichtigt die Psyche, aber sie beschäftigt sich nicht hauptsächlich mit ihr. Ein Osteopath ist kein Psychotherapeut. Sein Arbeitsgebiet ist und bleibt schwerpunktmäßig der Körper des Patienten und nicht dessen Seele. Deshalb beschränkt sich der Osteopath vorwiegend auf die physischen Einflüsse und auf die, die mit der Lebensweise des Patienten in Zusammenhang stehen.

Wie eng Körper und Psyche zusammenspielen, erfährt manch ein Patient während einer osteopathischen Behandlung. Arbeitet der Osteopath beispielsweise an einer alten Verletzung, dann setzt er gelegentlich mit seiner Behandlung Erinnerungen und Emotionen beim Patienten frei, die mit der Entstehung oder Entwicklung dieser Verletzung zu tun haben. Das Gewebe »erinnert« dann den Patienten an Situationen und Wahrnehmungen, die dieser meist längst vergessen hat.

So beschreiben Patienten, etwa bei der Behandlung von Läsionsketten, oft ganz genau, wann sie früher Veränderungen an dieser oder jener Stelle in ihrem Körper bemerkt und wie sich diese angefühlt haben. Manchmal treten im Verlauf der Behandlung alte Zustände oder auch Schmerzen auf, die dem Patienten wohl bekannt sind. Irgendwann sind dann diese Beschwerden verschwunden und wurden durch andere ersetzt.

Die osteopathische Behandlung von Läsionsketten gleicht oft einer Reise in die Vergangenheit des Patienten, bei der viele Beschwerden und Emotionen noch einmal kurz erlebt werden. Die Feststellung »only the tissue knows«, nur das Gewebe weiß Bescheid, hatte schon A.T. Still, der Begründer der Osteopathie, gemacht.

Treten dabei alte, leidvolle und oft längst vergessene Gefühle auf, dann unterstützt Sie Ihr Osteopath darin, diese Gefühle wahrzunehmen und bewusst zu durchleben. Sie zu unterdrücken, könnte andernfalls den Erfolg der Behandlung beeinträchtigen.

Manchmal erfolgen die Reaktionen auch erst später, zum Teil in Form von Träumen. Achten Sie darauf. Indem Sie sich den Zusammenhang zwischen Ihren Beschwerden und Ihren Emotionen klarmachen, übernehmen Sie Verantwortung für sich und beeinflussen positiv Ihre Heilung.

Gewebe-Erinnerung

Unfälle, Verletzungen, aber auch chronische Schmerzen oder Verspannungen, die bestimmten Mustern folgen, hinterlassen im Gewebe ihren Abdruck als emotionale Informationen. Bei bestimmten Reizen kann diese Erinnerung wieder wachgerufen werden und löst im Körper wieder ähnliche Emotionen aus.

Die Fähigkeit des Gewebes, Emotionen freizusetzen, bezeichnet man in der Osteopathie als Gewebe-Erinnerung.

Möglicherweise ist diese Gewebe-Erinnerung eine Erklärung dafür, dass manche therapieresistenten Beschwerden erst verschwinden, wenn deren emotionale Komponente entdeckt und mitbehandelt wurde. Erst dann »erinnert« sich die behandelte Struktur ihrer ursprünglichen Aufgabe wieder und kann diese erneut wahrnehmen.

Neuere Forschungen zeigen, dass diese Form der Erinnerung über neurochemische Botenstoffe erfolgt, die im gesamten Organismus verteilt sind und zum Teil mit den Gefühlszentren im Gehirn in Kontakt stehen.

Wenn diese Stoffe nun durch eine Behandlung freigesetzt werden, gelangen sie in den Stoffwechsel und können in den entsprechenden Nervenzentren mit ihren gespeicherten Botschaften Erinnerungen auslösen. Jede Struktur kann demnach Gefühle ausdrücken und sich »ärgern«, »freuen« oder »trauern«.

Somato-emotional Release

Die Osteopathie erlaubt, isolierte, unterdrückte Emotionen aufzulösen, die auf den Organismus einwirken und zu Funktionsstörungen führen.

Dabei bedient sich die Osteopathie eines Erklärungsmodells, das ähnlich der traditionellen chinesischen Medizin den Organismus zusätzlich als energetisches System begreift.

Demnach führen etwa Unfälle oder psychische Traumata zu einer plötzlichen Verdichtung von Energie im Organismus. Damit diese ungeordnete Energie, ähnlich dem Wasser eines geborstenen Staudamms, keinen Schaden anrichtet, wird sie vom Körper in Form so genannter Energiezysten eingekapselt. Diese Energiezysten stören dann den normalen Energiefluss im Organismus und verhindern, dass die in ihnen gefangene Energie in den normalen Kreislauf zurückfinden kann.

Energiezysten können vielfältige Ursachen haben; sie bilden Schnittstellen zwischen Körper und Psyche und haben Gewebe-Erinnerungen abgespeichert.

Durch gezielte Handgriffe kann ein Osteopath diese Energiezysten aufspüren und eine körperlich-seelische Freisetzung (so die Übersetzung des englischen Begriffes Somato-emotional Release) der gestauten Energie herbeiführen. Die dabei frei werdende Energie zeigt sich dann in Form von Wärme und Emotionen.

Weil Energiezysten zum Zeitpunkt ihrer Entstehung oft nicht wahrgenommen werden, reagieren Patienten oft überrascht, wenn sie beim Lösen dieser Energiestaus plötzlich wahrnehmen, wie viel Emotionen hinter manch einer vermeintlich kleinen Ursache verborgen liegt.

Folgen von Gewalt

Das Thema Gewalt gegen Frauen ist nach wie vor ein gesellschaftliches Tabu und dennoch sehr real. Gewalt kommt in jeder sozialen Schicht vor und zeigt unterschiedliche Gesichter. Neben der sexuellen und physischen Gewalt steht vor allem die so genannte häusliche Gewalt im Vordergrund. Nach aktuellen Schätzungen in Deutschland ist jede dritte Frau Opfer häuslicher Gewalt durch den Partner und jede siebte Frau hat sexuelle Gewalt erlebt. Besonders Frauen im Alter von 30 bis 50 Jahren sind hiervon betroffen.

Gewalterfahrung wird gern verdrängt und führt dennoch meist zu schwerwiegenden Folgen für die eigene Gesundheit.

Die Osteopathie ersetzt keine Psychotherapie und keinen Sozialdienst, dennoch kann sie – mit dem Prinzip der Gewebe-Erinnerung und den Techniken des Somato-emotional Release – dazu beitragen, gewaltsame Übergriffe aufzudecken und als Ursache für therapieresistente Beschwerden zu entlarven. Für die Patientin ist dies oft der Beginn einer Entwicklung, in deren Verlauf sie sich aus ihrer aktuellen Lebenssituation befreit. Dafür empfiehlt es sich allerdings, eine Psychotherapie und weitere professionelle Hilfe in Anspruch zu nehmen.

Riskantes Gesundheitsverhalten

Die Anzahl von Essstörungen unter Mädchen und jungen Frauen nimmt dramatisch zu. Etwa 40 Prozent aller normal bis untergewichtigen Mädchen zwischen 14 und 19 Jahren empfinden sich als zu dick. Essstörungen zählen zu den psychosomatischen Erkrankungen und sind meist Folge eines falschen Schlankheitsideals sowie von Missbrauch, Überforderung und der Weigerung, erwachsen oder weiblich zu werden.

Der Schritt vom Medikamentengebrauch zum -missbrauch ist klein. Psychotrope Medikamente, also Medikamente gegen Schmerzen, Depressionen oder Angstzustände, gelten als frauenspezifische Suchtmittel. Aus monate- oder jahrelangem Gebrauch kann eine Medikamentenabhängigkeit entstehen, die zu Gesundheitsstörungen führt.

Auch wenn Alkohol ein vorwiegend männliches Problem ist, sind etwa 30 Prozent aller Alkoholabhängigen Frauen. Typischerweise geht die weibliche Alkoholabhängigkeit mit dem Konsum psychotroper Medikamente einher. Betroffene haben in ihrer Kindheit oft Gewalt, meist in Form von Misshandlungen oder Missbrauch, erlitten.

Auf den eigenen Körper hören

In der Schulmedizin gelten Beschwerden und Krankheiten als Angriffe auf unsere Gesundheit, die mit nahezu jedem Mittel bekämpft werden müssen. Frauen sind im besonderen Maße Leidtragende dieses »Kampfes«, denn noch immer herrscht die schulmedizinisch tief verwurzelte Ansicht, dass der Frauenkörper ein höchst störanfälliges Gebilde ist, das um jeden Preis kontrolliert und reglementiert werden muss.

So werden Frauen daran gehindert, Beschwerden und Krankheiten als das wahrzunehmen, was sie erst einmal sind: Botschaften unseres Körpers, Aufforderungen, die gesundheitszerstörenden Verhaltensweisen, Gedanken und Gefühle zu erkennen und uns davon zu befreien.

Stattdessen unterdrücken sie ihr eigenes Empfinden und verfallen deshalb nicht selten in Depressionen, willigen in fragwürdige Operationen ein oder nehmen schwere Medikamente zu sich.

Anstatt auf den eigenen Körper zu hören, werden dessen Beschwerden bekämpft. Frauen machen sich dann selbst zu Opfern ihres eigenen Körpers, der zum Feind erklärt wird und deshalb bekämpft werden muss.

Erst wenn sich Frauen auf ihre weibliche »Körperintelligenz« besinnen und die vielfältigen Botschaften ihres Körpers nicht mehr als Regelabweichung betrachten, sondern als Hinweise auf dem Weg zur Heilung, können sie diesen Kampf beenden und mit Hilfe des eigenen Körpers ihre Gesundheit zurückerlangen und dauerhaft erhalten.

Die wertfreie Aufmerksamkeit gegenüber den Signalen des eigenen Körpers ist der erste Schritt zu einer dauerhaften Gesundheit und Heilung.

Oft ist es erst eine osteopathische Behandlung, die Frauen dazu verhilft, wieder auf den eigenen Körper zu hören. Dann zeigt sich, über wie viel sensibles Körperempfinden Frauen verfügen und welch sicheren Instinkt sie besitzen, die Dinge, die ihnen gut tun, von den anderen zu unterscheiden.

Dann erfahren Frauen die Osteopathie als eine Form der Medizin, die das weibliche ganzheitliche Denken zum Grundsatz hat und ihnen dabei hilft, ihre Kompetenz in Bezug auf die eigene Gesundheit wiederzuerlangen.

Das eigene Empfinden

Machen Sie ihr eigenes Empfinden zum Maßstab aller Dinge. Hören Sie auf Ihren Körper und versuchen Sie, dessen Signale zu verstehen. Sie sind selbst der beste Experte für sich und Ihren Organismus. Jeder noch so gute Behandler kann immer nur von seinem Standpunkt aus auf Sie sehen und das, was er wahrnimmt, mit seinen Erfahrungen und seinen eigenen Überzeugungen vergleichen.

Seien Sie offen für das, was er Ihnen rät, aber trauen Sie im Zweifelsfall Ihren eigenen Empfindungen immer mehr.

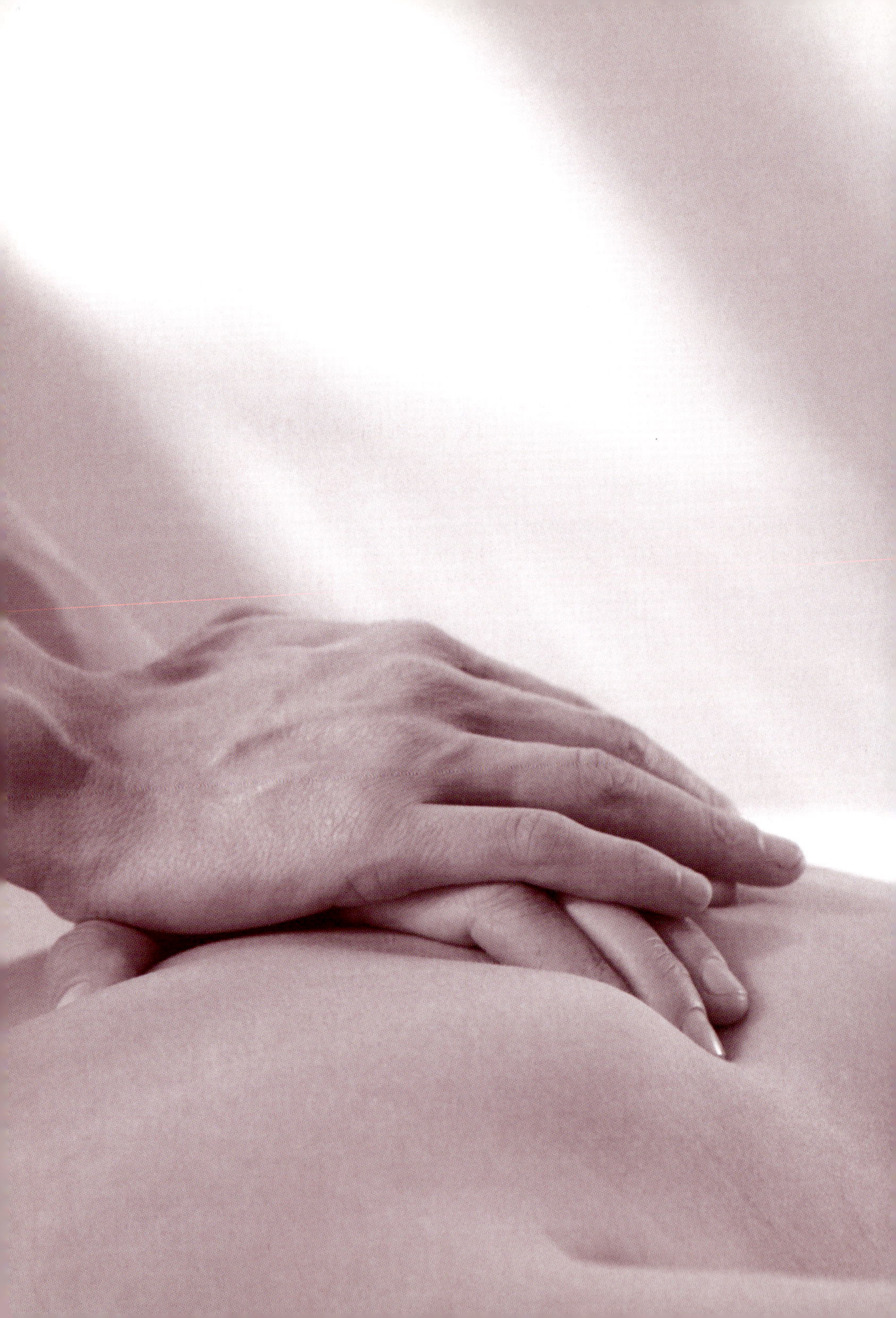

Rücken und Gelenke – Kopf

Nahezu jede Störung eines Organs zeigt sich als Bewegungseinschränkung am Stützapparat. Die Osteopathie kennt diesen Zusammenhang und besitzt damit einen ganzheitlichen Behandlungsansatz, der sehr oft zum Erfolg führt.

Auch Beschwerden im Bereich des Kopfes haben ihre Ursachen meistens in anderen Bereichen des Körpers. Die Osteopathie kann hier wirkungsvoll helfen.

Rücken und Gelenke

Entsprechen der Bauch und die Organe des Beckens im Groben dem viszeralen Bereich der Osteopathie, so stehen der Rücken mit der Wirbelsäule und dem Brustkorb und die Gelenke des Beckens sowie der Arme und Beine für den parietalen Bereich.

Der Bewegungs- und Stützapparat bildet das Rückgrat der Osteopathie; hier hat sie ihren Anfang genommen. Schon A. T. Still hatte bemerkt, dass sich die Bewegungseinschränkung einer Struktur auf den Stützapparat auswirkt, an dem sie befestigt ist. Umgekehrt können Verletzungen oder Fehlstellungen im knöchernen System zu Funktionsstörungen in den anderen Strukturen des Körpers führen.

Am Knochen, griechisch: Osteon, zeigt sich also (fast) jedes Leiden. Folgerichtig wählte Still diesen Begriff, um seine neue Medizin zu charakterisieren.

Innerhalb des Bewegungsapparates trägt die Wirbelsäule die Hauptlast beim Stützen des Körpers. So verwundert es nicht, dass sich viele Beschwerden hier zeigen oder ihren Ursprung haben.

Schmerzen im unteren Rücken, Kreuzschmerzen, das Gefühl abzubrechen

Der untere Bereich unserer Wirbelsäule besteht aus den Lendenwirbeln, dem Kreuz- und dem Steißbein. Kreuz- und Steißbein wachsen im Alter von etwa 20 bis 25 Jahren aus den einzelnen Kreuz- und Steißwirbeln zusammen.

Schmerzen in diesem Bereich werden meist als Kreuzschmerzen zusammengefasst. Auslöser von Kreuzschmerzen sind nach Ansicht mancher Osteopathen fast immer Störungen der Organe und Faszien des urogenitalen und abdominalen Bereichs. Dabei kann bereits die Art und Qualität der Schmerzen dem Osteopathen wichtige Anhaltspunkte für die möglichen Ursachen geben.

Treten Kreuzschmerzen beim Sitzen auf, kann ein verschobenes oder in seiner Beweglichkeit eingeschränktes Steißbein die Ursache sein. Möglicher Auslöser ist oft eine erhöhte Spannung im Becken oder im Beckenboden etwa aufgrund von Narben oder Verklebungen, wie sie nach einer Operation, einem Dammschnitt oder abgelaufenen Entzündungen im Beckenbereich entstehen. Der Osteopath versucht dann, die Verklebungen sanft zu lösen, um so den Zug auf Beckenboden und Steißbein zu mindern. Eine veränderte Beckenbodenspannung kann auch Folge einer Senkung der Beckenorgane sein. Hier wird der Osteopath untersuchen, welche Organe davon betroffen sind und aufgespürte Bewegungseinschränkungen lösen (siehe auch Kapitel »Becken und Bauch«, Seite 55 ff).

Kreuzschmerzen können auch durch knöcherne Veränderungen wie etwa eine Skoliose, also eine Verbiegung der Wirbelsäule, entstehen. Auch wenn ein Osteopath eine Skoliose meist nicht rückgängig machen kann, so kann er zumindest dem Körper helfen, mit deren Folgen besser zurechtzukommen, indem er Spannungen und Bewegungseinschränkungen löst.

Abbrech-Schmerzen, also das Gefühl, auf Höhe der Lendenwirbelsäule in der Mitte durchzubrechen, treten besonders morgens und nach Belastungen, wie Arbeit in gebeugter Stellung oder langem Stehen und Sitzen, auf. Die Schmerzen weisen dann auf eine Überlastung der passiven Haltestrukturen hin, wie Bänder und Gelenkkapseln, die nicht ausreichend durch die Muskulatur des Rückens abgestützt werden.

Bewegungen lindern diese Schmerzen wieder, weil dann die großen Muskelgruppen die notwendige Haltearbeit übernehmen und die schmerzenden Haltestrukturen entlasten.

Ursache für diese Muskelschwäche können Störungen der kleinen, gelenknahen Muskelgruppen sein, die den Unterbau für die großen Muskeln des Rückens bilden und die Feinabstimmung der Wirbelsäule vornehmen. Wenn diese kleinen Muskeln nicht korrekt funktionieren, dann schlägt jede Bewegung ungesichert in die nicht ausreichend stabilisierte Wirbelsäule durch. Dabei entstehen große Hebelkräfte, die die Gelenke überlasten und langfristig schädigen. Diese Art der Schmerzen werden oft bei Ptosepatienten oder bei Nierensenkungen beobachtet.

Hinter Abbruchschmerzen steckt meist auch eine Fehlspannung, die aus dem Beckenbereich kommt und die selbst bei korrektem Training einen

Rückentraining

Falsches Training kann bei Rückenschmerzen die Beschwerden verschlimmern und zu Verletzungen führen. Werden nämlich die kleinen, gelenknahen Muskeln beim Training nicht berücksichtigt, dann können sie die Einwirkungen des Trainings auf den Rücken nicht »abpuffern«. Dies ist ein Grund, warum viele gut gemeinte Rückenmuskel-Aufbau-Programme oft scheitern. Die Ursache für die Schwäche der kleinen Muskeln kann ein einfacher Trainingsmangel sein. Sie kann aber auch aus anderen Bereichen kommen.

Regelmäßiges, richtiges Training ist dagegen die beste Versicherung gegen Rückenschmerzen. Fehlspannungen und Muskelverkürzungen sollten vor dem Training aber erst beseitigt werden. Geeignet sind alle stabilisierenden Sportarten, besonders Schwimmen, Tanz, Step-Aerobic etc.

Aufbau der Muskulatur verhindert. Zieht etwa eine Narbe oder ein fixiertes Band der Gebärmutter am Kreuzbein, dann reagiert die untere Lendenwirbelsäule mit einer kompensierenden Bewegung. Die Muskulatur ist dann nicht mehr in der Lage, ihre normale Funktion zu erfüllen. Auch eine Veränderung der neuronalen Versorgung in diesem Bereich spielt bei Abbruchschmerzen eine Rolle.

Zur Behandlung von Kreuzschmerzen sucht der Osteopath nach möglichen Fixierungen und überprüft das ganze Becken auf seine Beweglichkeit hin. Erst wenn alle störenden Spannungen gelöst sind, kann ein Training Erfolg versprechen. (Beispiele für Übungen finden Sie im Kapitel »Das Prinzip der Anmut«, Seite 157 ff.) Wenn es sich um eine chronische Störung handelt, sollte die Behandlung in größeren Zeitabständen wiederholt werden.

Lang anhaltende Störungen führen oft auch zu kompensatorischen Muskelverkürzungen an anderer Stelle. Meist betrifft dies die Muskeln rund um das Becken und die Hüftgelenke. Sind diese Muskeln verkürzt, wird die Mechanik des Beckens beeinträchtigt: Die Belastungen im Sitzen und Stehen können nicht mehr gleichmäßig verteilt werden und es kommt zu Überlastungen an den ohnehin schon schwachen Strukturen der Lendenwirbelsäule. Die Dehnung dieser Muskeln ist deshalb ein wichtiger Bestandteil einer osteopathischen Behandlung.

Schmerzhaft blockierte Wirbelgelenke können dagegen ein Versuch des Körpers sein, die übermäßige Beweglichkeit einerseits und den Mangel an Elastizität andererseits auszugleichen. In diesem Fall ist eine Lösung der Blockierungen nötig, um die normale Beweglichkeit wieder herzustellen. Die Osteopathie nutzt dazu verschiedene Techniken, die entweder durch schnelle Impulse oder mit Hilfe von Muskeln die Wirbelgelenke wieder lösen.

Zyklusabhängige Rückenschmerzen

Die großen hormonellen Veränderungen während der verschiedenen Phasen des Monatszyklus verursachen Bewegungen der Beckenorgane, die über deren Anheftungen auf die Knochen des Beckens und die Wirbelsäule übertragen werden.

Liegen in diesen knöchernen Strukturen oder in den Anheftungen der Organe Bewegungseinschränkungen vor, dann kann es sein, dass die zyklusbedingten Bewegungen Schmerzen verursachen.

Besonders mit dem Einsetzen der Periode treten diese Schmerzen auf, weil die Gebärmutter durch die aufgebaute Schleimhaut schwerer ist als nach der Blutung und dadurch mehr Zug ausübt.

Soweit andere Ursachen wie etwa eine Endometriose für die zyklusabhängigen Rückenschmerzen ausgeschlossen werden können, empfiehlt sich die Mobilisierung des Kreuzbeins sowie die Lösung der aufgefundenen Fehlspannungen im Beckenbereich. Dehnungsübungen und Muskelaufbau ergänzen die Behandlung.

Schmerzen an der Brustwirbelsäule

Die Brustwirbelsäule bildet mit ihren 12 Brustwirbeln den längsten Abschnitt des Rückgrats. An ihr setzen die zwölf paarigen Rippen an, die den Brustkorb formen und Lungen und Herz umschließen. Auf dem Brustkorb sitzt der aus Schlüsselbeinen und Schulterblättern bestehende Schultergürtel, an dem die Arme befestigt sind. Diese Bereiche mit den dazugehörenden Strukturen sind alle miteinander verbunden. Beschwerden in einem Bereich können sich deshalb immer auf die anderen Bereiche auswirken.

Das Zusammenwirken reicht weit bis ins Becken und den Bauch hinein: Denn aus den Zwischenwirbellöchern, die sich jeweils seitlich zwischen den Wirbelknochen befinden, treten die Rückenmarksnerven aus, die unter anderem die inneren Organe versorgen. Diese neuronalen Verbindungen zwischen den Wirbelsäulensegmenten und den inneren Organen heißen Reflexbögen. Über sie kann ein beeinträchtigter Wirbel Einfluss auf ein Organ ausüben und umgekehrt: Ein in seiner Funktion gestörtes Organ kann Beschwerden an einem Wirbel auslösen. Dann entsteht eine Reflexzone: Die organische Störung wird nahe der Wirbelsäule im Bereich der Haut oder des Bindegewebes sichtbar.

Schmerzen an der Brustwirbelsäule können natürlich auch aus der darunter sitzenden Lendenwirbelsäule stammen. Dann scheitert die Brustwirbelsäule an der Kompensation von Funktionsstörungen, die weiter unten ihren Ursprung haben.

Entlang der Wirbelsäule gibt es Stellen, die bevorzugt zu Beschwerden neigen. Hierzu zählen die Übergänge der einzelnen Wirbelsäulenabschnitte, an denen die einzelnen Krümmungen der Wirbelsäule ihre Richtung wechseln. Auch der Bereich zwischen den Schulterblättern ist anfällig. Dort blockieren oft mehrere Wirbel und verursachen Schmerzen, die durch Massage oder Chirotherapie meist nicht oder nur kurzfristig zu beheben sind.

Wenn ein Osteopath Beschwerden im Bereich der Brustwirbelsäule behandelt, überprüft er als erstes die Beweglichkeit der einzelnen Brustwirbel und der Wirbelsäule im Ganzen. Er begutachtet die Körperhaltung, überprüft die Lunge und deren Tätigkeit, untersucht die Rippen genauso wie die Faszien, die den Zug von einer Körperregion zur anderen übertragen können. Er untersucht, ob die Beschwerden am Rücken durch innere Organe ausgelöst werden oder ob umgekehrt die inneren Organe durch die Brustwirbelsäule in Mitleidenschaft gezogen sind.

Die möglichen Ursachen von Schmerzen im Bereich der Brustwirbelsäule können, wie beschrieben, sehr vielseitig sein. Der Osteopath sucht nach ihnen, um anschließend hier seine individuell abgestimmte Therapie anzusetzen. Wirbelblockierungen kann er erst dann wirksam behandeln, wenn die Funktionsstörungen, die sie auslösen, behoben sind.

Soweit eine schwach oder nur einseitig ausgeprägte Muskulatur die Schmerzen auslöst, sorgt der Osteopath für die richtige Haltung und das notwendige Muskelaufbautraining.

Ausstrahlende Schmerzen im Brustkorb

Diese Schmerzen sollten immer schulmedizinisch abgeklärt werden, da sie auf eine Erkrankung des Herzens, aber auch der Gefäße oder der Atemwege hinweisen können.

Sind diese Ursachen ausgeschlossen, dann führen oft blockierte Rippen zu ausstrahlenden Schmerzen im Brustkorb. Die Rippen werden von Faszien umhüllt, die aus dem Bauchraum kommen und bis in den Brustkorb reichen. Stehen diese unter Spannung, dann können sie die Beweglichkeit der Rippen behindern. Da die Rippen nicht nur bei jedem Atemzug, sondern auch bei jeder Bewegung des Rumpfes und der Arme mitbewegt werden, kann eine eingeschränkte Beweglichkeit zu massiven Beschwerden führen.

Mit seinen Techniken kann der Osteopath diese faszialen Spannungen lösen und so die Beweglichkeit der Rippen wiederherstellen.

Schmerzen in Schultern und Armen, nächtliches Einschlafen der Hände

Von Bewegungseinschränkungen im Bereich der Brustwirbelsäule sind häufig die ersten Rippen betroffen, die den oberen Eingang des Brustkorbs markieren. Sie sitzen links und rechts der ersten Brustwirbel, direkt unterhalb des Übergangs zur Halswirbelsäule. Unter diesen Rippen befindet sich beidseitig das Nervengeflecht (Plexus brachialis), das für die Versorgung der Arme zuständig ist. Eine Bewegungseinschränkung der ersten Rippen kann sich auf dieses Nervengeflecht auswirken und zu Schmerzen in den Armen und Schultern sowie zu einem nächtlichen Einschlafen der Hände führen.

Die Störung kann auch im Gewebe liegen. Wenn das Gewebe am oberen Brustkorbeingang nicht beweglich und dehnbar ist, kann der Druck, der nachts beim Liegen auf den Schultern entsteht, zu Kompressionen der Nervengeflechte führen.

Ähnliches kann an den Schultergelenken passieren, wenn verkürzte Faszien den Gelenkspalt verengen. Die Sehnen der umgebenden Muskeln werden dann bei bestimmten Bewegungen eingequetscht und schmerzen. Mit der Zeit können Kalkeinlagerungen entstehen, die das Problem verschlimmern.

Je nachdem, welche Sehne oder welche Nerven betroffen sind, können sich die Beschwerden auch im Ellenbogen oder an den Händen zeigen.

Zur Behandlung untersucht der Osteopath den ganzen Bereich des Schultergürtels sowie die Faszien der Vorderseite, um den Ursprung der Bewegungseinschränkung zu finden. Ebenso prüft er die Wirbelsäule bis hinunter zum Becken, um gegebenenfalls Blockierungen zu lösen. Da viele Störungen sich in dieser Region zeigen, ist eine genaue Untersuchung des gesamten Körpers nötig.

Karpaltunnelsyndrom

Taubheitsgefühle in der Hand, vor allem an Daumen, Zeige- und Mittelfinger, lassen sich meist auf das Karpaltunnelsyndrom zurückführen. Der Karpaltunnel ist eine Vertiefung im Bereich der Handwurzelknochen, die von einem Band (Retinaculum flexorum) überdacht wird und so einen regelrechten Tunnel bildet. In diesem Tunnel verlaufen ein wichtiger Handnerv (Nervus medianus) sowie Muskeln und Sehnen, die bis zu den Fingern reichen. Wird dieser Nerv durch Druck ständig gereizt, stellen sich die zuvor beschriebenen Taubheitsgefühle sowie Schmerzen ein, die nachts bis in die Oberarme ausstrahlen können. Mit der Zeit fällt die Feinarbeit mit den Händen zunehmend schwerer, Gegenstände werden öfter fallen gelassen, bis sich schließlich die Muskulatur des Daumenballens zurückbildet.

Das Karpaltunnelsyndrom befällt bevorzugt Frauen mittleren und höheren Alters, aller Wahrscheinlichkeit nach aufgrund der vor allem von Frauen ausgeübten »handwerklichen« Hausarbeit.

Osteopathisch lässt sich ein solches Karpaltunnelsyndrom meist gut behandeln und erspart eine sonst oft durchgeführte Operation. Dazu untersucht der Osteopath die Elastizität und Beweglichkeit aller Strukturen zwischen Schulter und Hand, insbesondere im Bereich der Übergangsstellen. Eine mangelnde Gleitfähigkeit kann sich nämlich von Schulter, Ober- oder Unterarm bis zum Karpaltunnel hin fortsetzen und hier die typischen Beschwerden auslösen. Stellt der Osteopath hier Bewegungseinschränkungen fest, behandelt er sie dementsprechend.

Anschließend behandelt er meist mit indirekten Techniken und Impulstechniken die Strukturen im Karpaltunnel selbst, um auch deren Gleitfähigkeit wiederherzustellen.

Nackenschmerzen

Die sieben oberen Halswirbel bilden den beweglichsten Teil der Wirbelsäule und verbinden den Kopf mit dem Rumpf. Aus osteopathischer Sicht ist die Halswirbelsäule – außer bei Unfällen oder rheumatischen Erkrankungen wie etwa Morbus Bechterew – nicht der Auslöser von Beschwerden. Wenn der Nacken schmerzt, liegen die Gründe meist woanders.

So zeigt sich immer wieder, dass etwa Störungen am Übergang vom Kreuz- zum Steißbein zu Blockierungen zwischen dem obersten Halswirbel (Atlas) und dem Hinterhauptbein (Occiput) führen. Ähnliche Verbindungen zu anderen Bereichen der Wirbelsäule gelten auch für die anderen Halswirbel.

Der Grund dafür liegt darin, dass die Halswirbelsäule die letzte Instanz für die Ausgleichsbewegungen des aufrechten Körpers darstellt. Sie folgt damit einem wichtigen Gebot, das dem Körper vorschreibt, die Augen immer horizontal zu stellen, also genau waagerecht. Diesem Gebot ordnen sich alle Stellreflexe, Gelenke und Muskeln des Körpers unter. Wird es nicht eingehalten, dann kommt es zu Störungen in der Orientierung, die der Körper erst erlaubt, wenn alle anderen Kompensationsmöglichkeiten ausgeschöpft sind.

Doch bis dahin versucht er auf allen Ebenen der Wirbelsäule Schiefstellungen, die weiter unten entstanden sind, auszugleichen. Meist konzentrieren sich diese Bemühungen auf den Bereich der Halswirbelsäule. Deshalb sind Beschwerden in diesem Bereich oft sehr hartnäckig, denn sie lassen sich erst lösen, wenn die Störungen, die darunter liegen, beseitigt sind.

Wundern Sie sich also nicht, wenn Ihr Osteopath die Behandlung Ihrer Halswirbelsäule im Becken beginnt oder sogar an den Füßen.

Das fortlaufende Kompensieren der Halswirbelsäule erklärt auch, weshalb sie manchmal bei ganz normalen Bewegungen knirscht und knackt. Dann lösen sich so genannte Kompensationsblockierungen, die der Körper kurzfristig aufgebaut hat. Sie weisen auf Störungen hin, die weiter unten im Körper liegen und die Halswirbelsäule zu Ausgleichsblockierungen zwingen. Das Knirschen selbst ist dabei nicht das Problem, wohl aber die Ursachen, die die Halswirbelsäule zum Kompensieren zwingen.

Für die Behandlung der empfindlichen Halswirbelsäule nutzt der Osteopath meist weiche Techniken für die Faszien oder so genannte Positionierungstechniken, mit denen er dem Zug des Gewebes in Richtung der Funktionsstörung folgt, bis am Ende eine Entspannung eintritt und die eingeschränkte Richtung wieder frei beweglich ist. Auch kraniosakrale Techniken werden eingesetzt, da sich Störungen fast immer auch in den Bereich des Schädels fortsetzen (siehe Abschnitt »Kopf«, Seite 147 ff).

Impulstechniken wie sie in der Chiropraktik verwendet werden, kommen selten zum Einsatz. Sie setzen eine gute Vorbereitung des zu behandelnden Bereiches voraus. Auch wird sie der Osteopath vorher ankündigen, um keine Abwehrreaktion des Gewebes und des Patienten hervorzurufen.

Hüftbeschwerden

Echte Hüftbeschwerden verursachen Schmerzen in der Leiste und nicht außen am Becken. Typisch ist der Initialschmerz zu Beginn einer Bewegung, etwa beim Aufstehen aus dem Sitzen, der mit fortlaufender Bewegung abnimmt.

Hinter den Hüftbeschwerden verbirgt sich meist eine Arthrose, also eine Abnutzungserkrankung beweglicher Gelenke, in diesem Fall des Hüftgelenks. Bei ständiger, übermäßiger oder einseitiger Belastung wird der

Knorpel, der das Gelenk auskleidet, spröde und splittert auf. Der Gelenkspalt verkleinert sich, bis knorpelfreier Knochen aufeinander trifft. Dann wird der Knochen selbst angegriffen, baut sich an den belasteten Stellen ab und wuchert unregelmäßig.

Aus osteopathischer Sicht nimmt das Becken und mit ihm die Hüfte eine ganz besondere Position innerhalb des Bewegungsapparates ein. Hier treffen die Schwerkraftlinien, die von den Beinen nach oben führen, auf die des Rumpfes und der oberen Extremitäten. Die Hüfte ist Schnittstelle, wichtiges Glied einer Kette, die von den Knöcheln bis zu den Kopfgelenken reicht. Deshalb können weit entfernte Funktionsstörungen, die die Statik verändern, sich bis zu dieser Schnittstelle hin übertragen und die Becken- und die Hüftgelenke übermäßig belasten.

Ein Osteopath untersucht daher nie die Hüfte allein, sondern wird immer den gesamten Bewegungsapparat begutachten. Die Ursachen einer einseitigen oder übermäßigen Hüftbelastung können vielseitig sein, angefangen bei der bei vielen Beschwerden anzutreffenden erhöhten Beckenbodenspannung aufgrund von Narben, Verklebungen oder Organsenkungen im Beckenbereich bis hin zu Störungen in der Wirbelsäule oder alten Verletzungen am Knie oder Knöchel.

Es ist wichtig, die Ursachen für die Hüftbeschwerden zu finden und zu beheben, weil sich sonst die Beschwerden trotz Behandlung wieder einstellen. Bei einer schweren Arthrose lassen sich möglicherweise der Termin einer Operation hinausschieben und deren Erfolgsaussichten verbessern.

Piriformis-Syndrom, Trochanter-Syndrom

Wenn vermeintliche Hüftbeschwerden außen am Hüftgelenk auftreten, handelt es sich meist um ein Piriformis-Syndrom. Der Name stammt von einem birnenförmigen Muskel (Musculus piriformis), der aus dem Kreuzbeinbereich kommend unter den großen Gesäßmuskeln verläuft und bis zum Rollhügel (Trochanter) des Oberschenkelknochens reicht. Dieser Muskel hält das Becken im Gleichgewicht. Jede Störung in der Statik des Beckens zwingt ihn zu erhöhter Aktivität. Der Musculus piriformis besitzt neuronale Verbindungen zur Blase hin und wird vom Ischiasnerv durchzogen. Eine Kreuzbeinsenkung, genauso wie eine Blasenentzündung oder Narben und Verklebungen im Beckenbereich, können dazu führen, dass er sich übermäßig anspannt und schmerzt. Wenn das Piriformis-Syndrom lang genug anhält, kann es Schmerzen am Rollhügel (Trochanter) des Oberschenkelknochens auslösen, an dem der Muskel ansetzt. Man spricht dann von einem Trochanter-Syndrom.

Der Rollhügel sitzt am äußersten Punkt des Oberschenkelknochens, dort wo der Schenkelhals abknickt und in den restlichen Oberschenkelknochen übergeht. Hier endet die Sehnenverlängerung des Muskels, die unter ständigem Zug des angespannten Muskels erst selbst gereizt wird (Ansatztendomyose) und gleichzeitig den kleinen Schleimbeutel quetscht, der unter der Sehnenverlängerung auf dem Rollhügel sitzt.

Die osteopathische Behandlung beider Syndrome erfordert, dass der Musculus piriformis von seiner übermäßigen Arbeit befreit wird. Dazu korrigiert der Osteopath entweder die Stellung des Kreuzbeins oder er löst mögliche Funktionsstörungen im Becken. Erst dann kann die Behandlung des Muskels selbst dauerhaften Erfolg zeigen.

Ischias-Schmerzen

Der Musculus piriformis kann auch Ischias-Schmerzen auslösen. Ist der Muskel nämlich angespannt, zieht er sich zusammen und drückt auf den Ischias-Nerv, der durch ihn hindurch läuft. Wenn diese Anspannung aufgrund der zuvor beschriebenen Ursachen längere Zeit besteht, kann das den Ischias-Nerv reizen und ziehende, zahnwehartige Schmerzen verursachen, die dem Nervenverlauf folgend bis in das Bein hinabstrahlen.

Für eine Erfolg versprechende Behandlung müssen die Ursachen der Anspannung aufgespürt und gelöst werden, um so den Ischias-Nerv von seinem Druck zu befreien.

Ischias-Schmerzen können auch durch Druck der Bandscheiben auf die Nervenwurzel des Ischias-Nervs entstehen. Deshalb ist es wichtig, vor einer Behandlung der Ischias-Schmerzen deren Auslöser eindeutig aufzuspüren.

Blockierungen der Kreuz-Darmbein-Gelenke

Zu den häufigsten Störungen in der Beckenmechanik gehören die Blockierungen der Kreuz-Darmbein-Gelenke (Ilio-Sakral-Gelenke) zwischen dem Kreuzbein und den Beckenschaufeln.

Grundsätzlich entstehen Blockierungen immer dann, wenn die Muskulatur des Körpers große Spannungen nicht ausgleichen kann. Das Gelenk sperrt dann und lässt keine weiteren Bewegungen mehr zu. Solche Blockierungen können akut oder chronisch auftreten und sind mit erheblichen Schmerzen verbunden.

Zur Lösung der Blockierung steht eine Vielzahl unterschiedlicher Techniken zur Verfügung. Wenn die Blockierungen aber wiederkehren, liegt meist eine Läsionskette vor, die ein Sperren an dieser Stelle erzwingt.

Eine Blockierung der Kreuz-Darmbein-Gelenke erfolgt meist nur auf einer Seite. Liegt eine solche Sperre vor, dann neigen die massiven Bänder des Gelenks zu einer Fibrosierung. Sie verfestigen sich durch den Einbau von unelastischen Fasern und Eiweißbrücken. Die Blockierung des einen Gelenks wird manchmal durch das andere Kreuz-Darmbein-Gelenk kompensiert: Es reagiert mit Überbeweglichkeit. Hier treten dann auch die Schmerzen auf, deren Behandlung aber nur mäßigen Erfolg zeigt.

Erst wenn das feste Gelenk mobilisiert wird und die viszerale oder fasziale Ursache der Blockierung beseitigt ist, kann sich die überbewegliche Gegenseite erholen und könnnen die Schmerzen dort verschwinden.

Praxisbeispiel

Eine Blinddarmnarbe und der Bewegungsapparat

Eine Patientin mittleren Alters kommt mit rezidivierenden Blockierungen des linken Ilio-Sakral-Gelenks (ISG) und einem Beckenschiefstand in die Praxis. Jahrelange Chirotherapie und eine Schuherhöhung haben keine Besserung gebracht. Sie klagt außerdem über chronische Verstopfung.

In der Anamnese gibt sie eine Blinddarm-Operation in ihrer Jugend an und einen späteren Kaiserschnitt. Beide Narben haben aber nie Beschwerden verursacht.

Die Untersuchung der Blinddarmnarbe ergibt eine tiefe Verwachsung der Narbe und des Darmabschnitts mit der Beckenwand, wodurch die ganze rechte Beckenschaufel nach vorne gezogen wird. Der Körper hatte das rechte Ilio-Sakral-Gelenk blockiert und die Bänder nach und nach umgebaut, so dass die Beweglichkeit dort stark verringert ist. Die linke Seite weist hingegen eine deutlich erhöhte Beweglichkeit auf. Die Bänder auf dieser Seite sind druckempfindlich und gereizt, ebenso die Gelenkflächen der unteren Lendenwirbelsäule, die mit einem Knick reagiert hatte. Die Muskeln dort befinden sich unter ständiger Spannung. Auch die Durchlassstelle zwischen Dünn- und Dickdarm ist betroffen und kann sich nicht mehr richtig öffnen, was die Obstipation erklärt. Die Beweglichkeit des rechten Hüftgelenks ist eingeschränkt.

Die Behandlung der Narbenverwachsungen und die Mobilisation des rechten Ilio-Sakral-Gelenks bringen rasche Erleichterung. Die Obstipation bessert sich deutlich.

Ein Dehnungsprogramm für die Hüftmuskeln und ein Aufbautraining für die unteren Rückenmuskeln helfen der Patientin, ihre Beweglichkeit wieder zu erlangen. Eine Korrektur des Kreuzbeins und des kraniosakralen Systems runden die Behandlung ab.

Die Patientin führt die Narbenbehandlung selbst durch (siehe Abschnitt »Narben«, S. 58 ff) und sorgt mit Bauchtanz und ihrem erlernten Programm für die nötige Beweglichkeit im Becken.

Knieschmerzen

Je weiter unten einzelne Strukturen im Bewegungsapparat sitzen, desto größer ist das Gewicht, das sie tragen müssen. Ist die Statik aufgrund irgendwelcher Störungen beeinträchtigt, kann das Gewicht nicht mehr gleichmäßig getragen werden. Es entsteht eine einseitige Belastung, die häufig zu Beschwerden in Form von Schmerzen führt.

Das Knie ist das größte aller Gelenke und eines der kompliziertesten. Es blockiert im gestreckten Zustand, ermöglicht Beugebewegungen und erlaubt leichte Drehungen nach außen, wenn es angewinkelt ist.

Schmerzen am Knie können an unterschiedlicher Stelle auftreten. Nicht immer sind sie Folgen von Unfällen, Sportverletzungen oder einer Arthrose.

Knieschmerzen vorn an der Kniescheibe treten häufig bei Mädchen in der Pubertät und jungen Frauen auf. Ursache ist oft eine »jägerhutartige« Kniescheibe, die leicht schräg auf dem Kniegelenk und somit außerhalb der Beinachsen sitzt. Mit dem ab der Pubertät breiter werdenden Becken ändern sich die Beinachsen. Die schräg sitzende Kniescheibe »rutscht« dann aus der Beinachse, wird ungleichmäßig belastet und führt zu Schmerzen.

Schulmedizinisch werden solche Beschwerden meist medikamentös behandelt sowie eine Physiotherapie verschrieben. Eine osteopathische Behandlung kann eine solche Therapie wirksam ergänzen. Dazu wird der Osteopath mögliche Spannungsverhältnisse im Bein und Beckenbereich lösen, Ungleichgewichte in der Muskulatur ausgleichen und insgesamt versuchen, die Statik zu verbessern.

Häufig treten Knieschmerzen außen auf und werden meist voreilig als äußere Meniskusläsion diagnostiziert. Nach osteopathischem Verständnis sind aber die Menisken nur selten Auslöser von Knieschmerzen. Oft ist nämlich das Wadenbeinköpfchen, der äußere Abschluss des Wadenbeins, betroffen, das sich beim Gehen korkenzieherartig nach unten und nach oben bewegt. Ist dessen Bewegung eingeschränkt, wird das Wadenbeinköpfchen und die umgebende Region belastet und führt mit der Zeit zu Schmerzen.

Für die Einschränkung kann zum Beispiel ein verletzter Knöchel verantwortlich sein, selbst wenn diese Verletzung lang zurückliegt. Die Ursache kann aber auch am Faszienspanner liegen, eine Sehne, die aus dem Becken kommend am Köpfchen des Wadenbeins endet, faserige Verbindungen zur Kapsel des Kniegelenks hat und den Außenmeniskus statisch beeinflusst. Ist diese Sehne verkürzt, behindert sie die Bewegung des Wadenbeins und zwingt das Knie in eine Valgusstellung (X-Bein), wobei die Kapsel und eventuell der Außenmeniskus eingeklemmt werden können.

Der Osteopath wird bei Knieschmerzen außen deshalb nicht nur das Kniegelenk selbst prüfen, sondern immer nach möglichen Läsionsketten suchen, vom Knöchel bis zum Becken hin, um die auslösende Funktionsstörung zu finden und manuell zu behandeln.

Heiße Rolle für den Faszienspanner

Den Faszienspanner können Sie mit einer »heißen Rolle« selbst behandeln.

Rollen Sie dazu ein saugfähiges Frotteetuch (Gästetuchgröße) straff zusammen, so dass der äußere Rand höher ist als die Mitte. Gießen Sie vorsichtig heißes Wasser in die Mitte, bis die ganze Rolle nass ist. Dann tupfen Sie das Bein damit ab und rollen die Rolle dabei langsam auf, so dass immer eine neue heiße Stelle zum Vorschein kommt, die sie auftragen können. Sie können auch die fertige nasse Rolle in der Mikrowelle heiß machen.

Fußbeschwerden

Es gibt eine ganze Reihe von angeborenen Fußdeformationen, die die Fußform oder Fußhaltung beeinträchtigen. Fußdeformationen können aber auch erworben sein, etwa als Folge von Unfällen, Erkrankungen wie beispielsweise Arthritis oder Übergewicht.

Auch das bereits zitierte Wadenbein kann zu Fußbeschwerden führen. Denn über das Wadenbein können statische Veränderungen auf den Fuß übertragen werden und hier Blockierungen auslösen oder langfristig zu knöchernen Veränderungen führen.

Die Abweichungen der großen Zehen mit der Ausbildung eines großen Ballens (Hallux valgus) oder die verstärkte Krümmung der Zehen bei abgesenktem Quergewölbe (Hammerzehen) sind eine häufige Folge solcher Läsionsketten.

Auch Schmerzen in den Achilles-Sehnen und der Fersensporn haben ihre eigentlichen Ursachen meist weiter oben im Becken und den Bauchorganen.

Die osteopathische Behandlung umfasst neben den bereits beschriebenen Techniken auch eine gezielte Lösung der Faszien des Unterschenkels und der Fußsohle. Gerade dort findet man oft massive Verkürzungen, die die gesamte Mechanik des Fußes behindern. Ihre Behandlung fördert außerdem die Durchblutung der Beine und aktiviert über die Fußreflexzonen auch die Organe.

»Fußpflege«

In unserer Kultur werden die Füße sehr vernachlässigt und bereits im Kindesalter in Schuhe gezwängt. Sind diese entweder zu schmal geschnitten oder haben sie hohe oder negative Absätze, dann zwingen sie die Füße in eine unnatürliche Stellung, verändern so die Statik und verschieben die Belastung des Körpergewichts in Fußbereiche, die anatomisch und funktionell nicht in der Lage sind, diese lang auszuhalten. So kommt es unter anderem zu Verkürzungen der Faszien an der Fußsohle und zu Störungen der Gelenkmechanik.

Zum Gehen auf längeren Strecken sollten Sie nur gepolsterte und gut ausgearbeitete Schuhe mit leichtem Absatz tragen. Sportschuhe haben den höchsten Standard an Fuß-Komfort. Lassen Sie sich beraten, denn die Schuhe sollten Ihrem Fuß möglichst exakt entsprechen.

Gehen Sie regelmäßig barfuß auf natürlichem Boden (Wiese, Sand, Kies), massieren Sie Ihre Sohlen mit einem Noppen-Ball o. Ä. und bewegen Sie kräftig die Zehen. Lassen Sie sich von Ihrem Partner die Füße massieren und gönnen Sie sich ab und zu eine Fuß-Reflexzonen-Massage.

Beschwerden an Lunge und Atemwegen

Wenn Lungenbeschwerden wie etwa Bronchitiden häufig wiederkehren, dann entstehen Verklebungen der Lungengewebe und der Lungenhäute durch die Exsudate (den Austritt von Flüssigkeit und Zellen aus den Blut- und Lymphgefäßen) der Entzündung. Diese Verklebungen behindern dann die Beweglichkeit der Lunge und des Brustkorbes.

Mit jedem Atemzug machen die Rippen eine Bewegung, die der eines Eimerhenkels ähnelt. Dabei nehmen sie die Lungenhäute mit und unterstützen so die Ausdehnung der Lunge beim Einatmen. Wenn die Beweglichkeit des Brustkorbes abnimmt, verkürzen sich die Muskeln zwischen den Rippen. Auch Unfälle oder Beschwerden der Brustwirbelsäule können die komplexen, fein abgestimmten Bewegungen des Brustkorbs behindern.

Ist die Rippenbewegung eingeschränkt, verliert auch die Lunge an Kapazität. Verminderte Belüftung erhöht dann die Infektanfälligkeit der Atemwege und der Bronchien.

Eine weitere, häufig anzutreffende Ursache für Atemwegsprobleme ist die Verkürzung der vorderen Faszienkette und der Muskeln. Schuld daran ist meist die überwiegend sitzende Haltung, die wir von Kindheit an einnehmen und in der wir einen Großteil unseres Lebens verbringen. Hinzu kommt, dass wir meistens mit den Händen vor dem Körper arbeiten und uns mit allen Sinnen nach vorne orientieren. Das System der Beugemuskeln ist also ständig in Aktion, während die so genannten Strecker auf der Rückseite nur selten gefordert werden.

Die meisten Faszien der vorderen Kette haben ihren Ansatz im Bereich des Schultergürtels und des Halses. Werden sie nicht ausreichend gedehnt, dann können sie unter anderem die Beweglichkeit der oberen Rippen einschränken und zu Atemwegsproblemen führen.

Für eine wirksame Behandlung sucht die Osteopathin nach den Ursachen der Rippenblockierungen, um diese zu lösen. Dabei überprüft sie unter anderem das Zwerchfell, das Brustbein, die vorderen Faszien, die Beweglichkeit und die Aufhängungen der Lunge. Sie behandelt die blockierten Rippen, sowohl an ihren Verbindungen hinten an der Wirbelsäule als auch vorne am Brustbein und mobilisiert die Faszien und Muskeln. So stellt sie die bestmögliche Atembewegung des Brustkorbes wieder her.

Atemübungen, bewusst und regelmäßig durchgeführt, beugen Beschwerden an Lunge und Atemwegen vor und wirken sich positiv auf den gesamten Stoffwechsel aus.

Atemübungen

Atmen ist lebenswichtig. Denn die Atmung ist der Antrieb für unseren Stoffwechsel und ermöglicht die ständige Erneuerung aller Zellen. Wenn wir atmen, nehmen wir sauerstoffreiche Luft auf und geben CO_2-haltige Luft ab. Dabei stoßen wir mit der verbrauchten Luft auch viele Schadstoffe aus. Die Lunge ist eines unserer wichtigsten Ausscheidungsorgane.

Mit jeder Einatmung senkt sich das Zwerchfell, wenn sich die Lungen dehnen, und hebt sich wieder, wenn die Luft aus dem Brustkorb entweicht. So übt es einen ständigen Druck und Zug auf die Organe in Bauch und Becken aus. Diese Stimulation fördert die Beweglichkeit und damit die Funktion der Organe. Gleichzeitig entsteht eine Sogwirkung, die die Lymph- und Blutgefäße aktiviert und die Drainage des Körpers unterstützt.

Die Atmung reagiert sehr sensibel auf Gefühle wie Angst, Wut und Freude. Umgekehrt können wir das Atmen einsetzen, um Gefühle auszudrücken oder das Nervensystem günstig zu beeinflussen. Dabei ist besonders das Ausatmen ein wichtiges »Ventil« für Stress und angestaute Emotionen.

Atmen steht für den natürlichen Ausgleich zwischen Geben und Nehmen. Bei Frauen ist dieses Gleichgewicht nicht selten gestört, wenn sie dem Ideal der sorgenden und bedürfnislosen Frau nacheifern. Die Belastungen durch Familie und Beruf kosten Kraft und Energie, so dass sich viele dabei völlig verausgaben. »Atemlos« hastet *frau* durch den Alltag und oft genug bleibt ihr einfach »die Luft weg«.

Richtig vorbereiten

Bevor Sie mit den Atemübungen beginnen, sollten Sie sich entspannen. Schenken Sie sich selbst ein Lächeln und teilen Sie Ihrem Körper mit, dass Sie ihm etwas Gutes tun wollen. Allein durch diese kleine Widmung werden Sie schon sensibilisiert für Ihre Bedürfnisse und verringern die Gefahr einer Überforderung durch zu starke Trainings-Reize.

Wenn sie die Möglichkeit dazu haben, bereiten Sie Ihre Übungen vor:

- Sorgen Sie für eine angenehme Atmosphäre und genügend Platz. Schließen Sie die Tür und bitten Sie, nicht gestört zu werden.
- Frische Luft oder ein gut gelüfteter Raum erleichtern das Atmen.
- Passen Sie Ihre Kleidung den Übungen an. Am Arbeitsplatz öffnen Sie ein paar Knöpfe und lockern den Bund. Legen Sie eine Matte oder ein Kissen und Decken zurecht. Leise Musik, eine Duftlampe oder der Blick auf ein Lieblings-Bild erleichtern das Entspannen.
- Sie können auch einfach die Augen schließen und sich vorstellen, sich an einem schönen Platz zu befinden, etwa in einem Wald oder am Traumstrand.
- Am Arbeitsplatz oder auch im Auto im Stau legen Sie die Hände mit den Handflächen nach oben in den Schoß oder lassen die Arme sinken.
- Beginnen und schließen Sie die Übungen jedes Mal mit ausgiebigem Strecken und Räkeln und gähnen Sie nach Herzenslust.

Den Atem fließen lassen

Beginnen Sie die Übungen damit, dass Sie Ihrem Atem nachspüren. Atmen Sie dazu bewusst langsam und vollständig aus. Lassen Sie die Luft zwischen den leicht geöffneten Lippen ohne großen Druck ausströmen. Am Ende der Ausatmung machen Sie eine Pause, bis die Einatmung von allein wieder einsetzt. Vertrauen Sie darauf, dass Ihr Körper ganz von selbst weiß, wann er wieder einatmen soll. Atmen Sie durch die Nase ein, die Lippen liegen dabei leicht aufeinander. Wiederholen Sie diese Übung vier- bis fünfmal.

Die Atemräume erweitern

Mit den Räumen, die Sie sich für Ihre Atmung nehmen, schaffen Sie auch mehr Platz für Ihre eigene Entfaltung.

Dazu liegen Sie auf dem Rücken, die Beine sind angestellt. Legen Sie die Hände zunächst auf den vorderen Brustkorb und beobachten Sie, wie die Hände sich mit jedem Einatmen heben und mit jedem Ausatmen senken. Wiederholen Sie die Übung mit den Händen auf den seitlichen Rippenbögen. Danach mit den Händen auf dem Bauch.

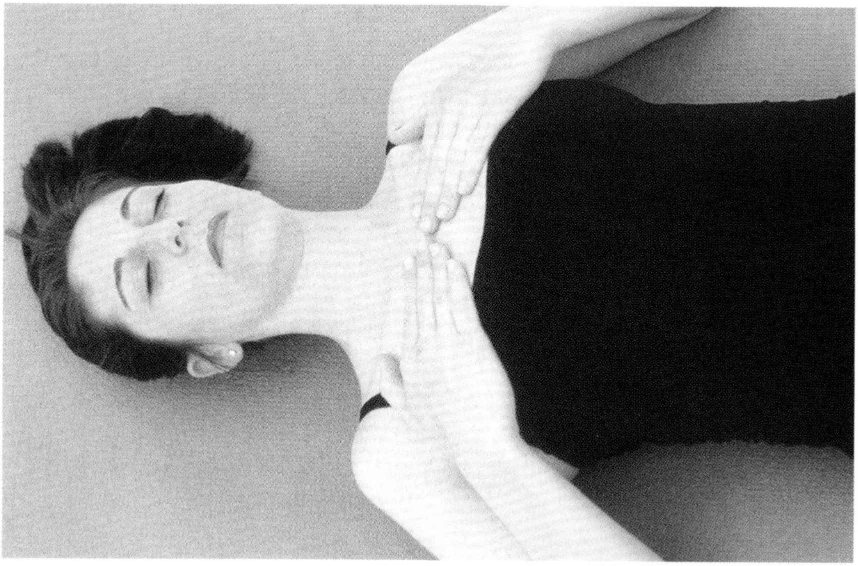

Die Atemräume erweitern: der obere Brustkorb

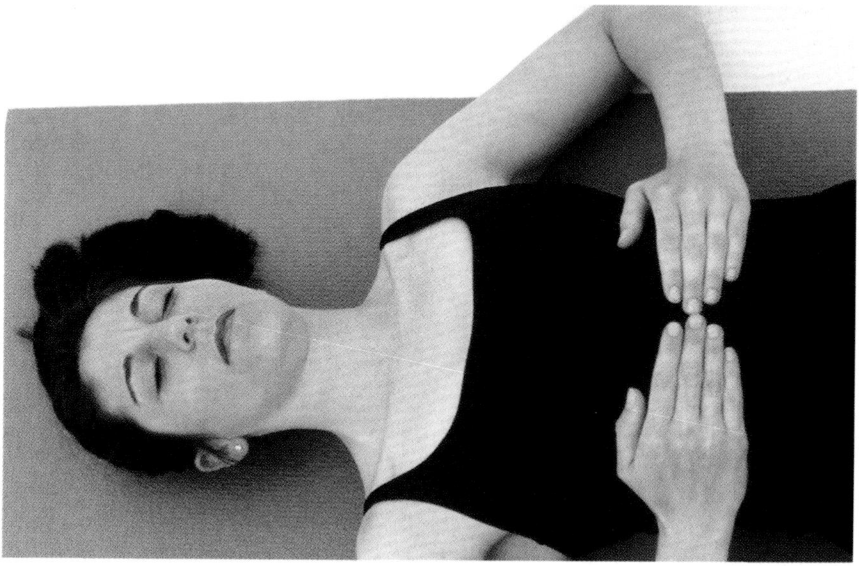

Die Atemräume erweitern: der Brustkorb

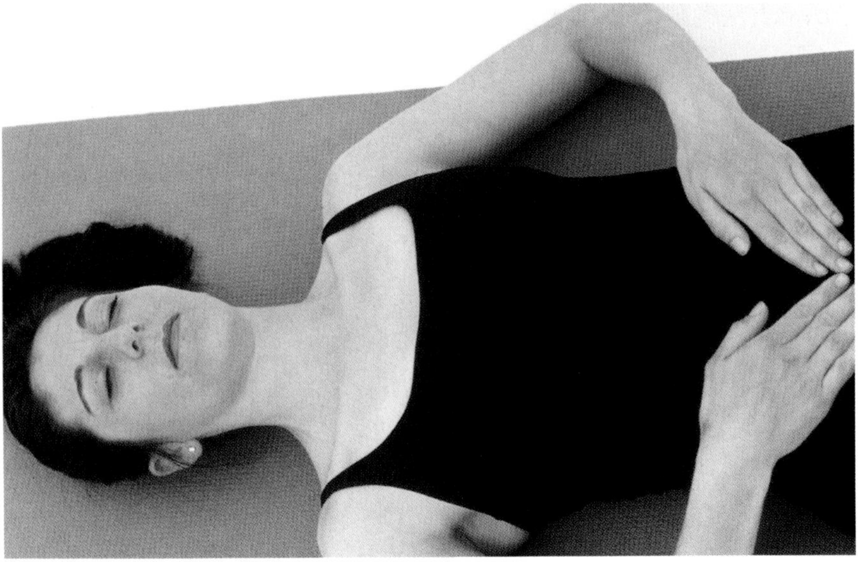

Die Atemräume erweitern: der Bauch

Erweitern Sie nach und nach jeden der drei Atemräume, ohne sich dabei anzustrengen. Das elastische Gewebe gibt allein durch die Vorstellung von Weite schon nach. Wenn Sie Blockaden spüren, bleiben Sie mit der Aufmerksamkeit dort und atmen Sie ein paar Mal dort hin, bis sich die Blockade löst. Wenn dies nicht gelingt, gehen Sie weiter und lassen den Zustand vorerst, wie er ist. Vielleicht kann Ihr Körper gerade nicht loslassen, weil er mit einer anderen Störung beschäftigt ist.

Zum Schluss atmen Sie in alle Räume und genießen Sie die Weite. Die Hände liegen dabei dort, wo es Ihnen am angenehmsten ist. Nehmen Sie sich dafür so viel Zeit, wie sie brauchen.

Sie können das Ausatmen mit einem tiefen Seufzer, einem langen Ah oder Oh oder einem gesungenen Ton begleiten. Quietschen Sie, lachen Sie, klagen, singen, summen oder schreien Sie. Geben Sie dem Raum, den Sie sich genommen haben, eine Ausdrucksform. Denken sie daran, dass Ihre Art zu atmen Ihre Gefühle ausdrückt.

Zwerchfell-Übungen

Das Zwerchfell ist der wichtigste Atemmuskel. Durch die Einengung beim Sitzen und durch Stress kann sich das Zwerchfell nicht ausreichend dehnen und bewegen. Die Atmung wird flacher und die umliegenden Strukturen, die mit dem Zwerchfell verbunden sind, verlieren ebenfalls an Beweglichkeit. Mit diesen Übungen können Sie die Beweglichkeit des Zwerchfells stimulieren.

Übung 1

Sie liegen auf dem Rücken mit aufgestellten Beinen, oder Sie sitzen entspannt. Mit den Fingern beider Hände greifen Sie unter den Rippenbogen rechts und links und tasten sich vorsichtig in die Tiefe. Versuchen Sie nun, das Zwerchfell zu erspüren und folgen Sie mit jeder Ausatmung der Bewegung der Zwerchfellkuppel nach oben. Dabei soll es auf keinen Fall zu Schmerzen kommen.

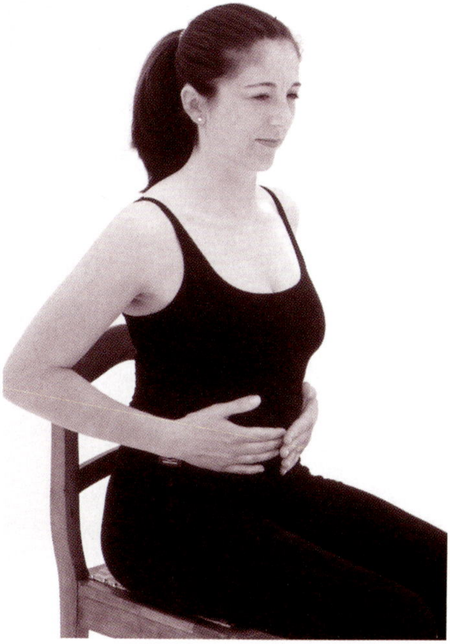

Zwerchfell-Übung: Einatmung

Übung 2

Wenn die Spannung im Gewebe sehr hoch ist, können Sie das Zwerchfell nicht ertasten. In diesem Fall legen Sie die Hände rechts und links auf den Bauch, direkt unter den Rippenbogen und oberhalb des Nabels. Atmen Sie nun dorthin, sodass sich der Bauch unter Ihren Händen deutlich wölbt. Schaffen Sie am Ende der Bewegung mit den Händen einen leichten Widerstand und halten sie diesen ein paar Sekunden. Atmen Sie kurz und rasch aus und nehmen Sie zeitgleich die Hände sehr schnell zur Seite. Die kleine »Atemexplosion«, die dabei entsteht, entkrampft das Zwerchfell. Wiederholen sie die Übung vier- bis fünfmal.

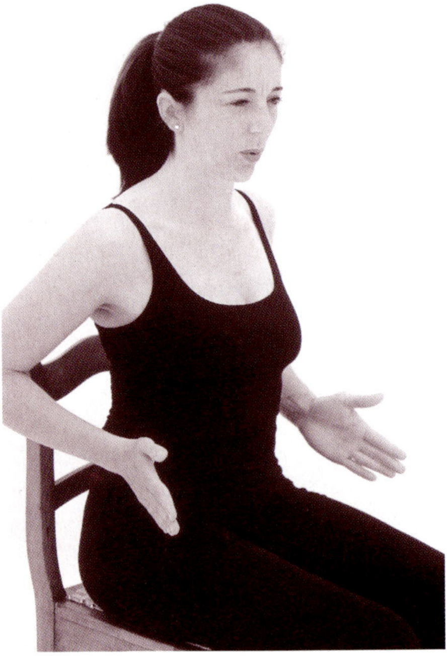

Zwerchfell-Übung: Ausatmung

Herz- und Kreislauf-Beschwerden

Obwohl Frauen durch die Östrogene bis zu den Wechseljahren relativ gut vor Herz-Kreislauf-Krankheiten geschützt sind, nehmen Infarkte bei Frauen zu. Mittlerweile sind mehr Frauen von Infarkten betroffen als

Männer. Das liegt zum einen daran, dass Frauen immer mehr den hohen Belastungen durch Beruf und Familie ausgesetzt sind. Oft werden aber auch ernsthafte Herzkrisen nicht erkannt, weil sie sich bei Frauen anders äußern als bei Männern. Übelkeit und Erbrechen werden nicht als Symptom eines Herzinfarktes gedeutet, so dass bis zur Diagnose wertvolle Zeit vergeht. Einem erhöhten Risiko sind vor allem ältere, allein lebende Frauen ausgesetzt, einfach deshalb, weil im Notfall niemand da ist, der Hilfe holen kann. Umso wichtiger ist es, Erkrankungen des Herz-Kreislauf-Systems vorzubeugen.

Neben der Vermeidung der bekannten Risikofaktoren wie Rauchen, Bewegungsmangel, fette Ernährung und Stress kann auch die Osteopathie einen wertvollen Beitrag leisten, indem sie die Funktionsfähigkeit der Organe und Gefäße verbessert und dem Organismus insgesamt zu einem funktionellen Gleichgewicht verhilft.

Auch der bewusste Umgang mit dem eigenen Körper und das Übernehmen von Verantwortung dafür, was die Osteopathin ihren Patienten nahe legt, kann dazu beitragen, die Risikofaktoren zu verringern.

Mit kraniosakralen Techniken kann die Osteopathin Blutdruckabweichungen sowie vegetative Herz- und Kreislaufbeschwerden und Atemprobleme zumindest günstig beeinflussen.

Lymphstau

Das Lymphsystem spielt in der Immunabwehr des Körpers eine große Rolle. Über die Lymphe (Gewebsflüssigkeit) erfolgt der Stoffwechsel mit den Körperzellen, die nicht von den Blutgefäßen erreicht werden. Auch hilft sie beim Abbau von Ödemen im Gewebe.

Da die Gefäße des Lymphsystems sehr fein sind, können schon geringe Spannungsveränderungen zu Störungen im Abfluss führen. Die Lymphgefäße sind überall im Körper anzutreffen, so dass sich Störungen rasch ausbreiten können. Da die Lymphe keinen eigenen »Motor« besitzt, wie das Blut den Herzmuskel, ist der Transport abhängig von den Bewegungen des Stützapparates und den Atembewegungen des Körpers.

Die großen Lymphgefäße münden im Brustraum in die Venen, die dann das Herz erreichen. Besonders die oberen Rippen können hier Störungen verursachen, weil sie in direkter Nähe der Mündungen liegen. Lymphstauungen in den Armen und im Kopf oder im Bauchraum und den Beinen können die Folge sein.

Eine Drainage der Lymphe bezieht deshalb diese Region immer mit ein und sorgt hier für den notwendigen Abfluss. Dabei werden auch die vorderen Faszien des Halses mitbehandelt, da sie die Lymphgefäße aus dem Kopfbereich beherbergen.

Die Drainage der Lymphe ist Bestandteil nahezu jeder osteopathischen Behandlung. Die Techniken sind sehr fein und sanft und werden häufig an den Trennungsebenen, den Scheidewänden (Diaphragmen) des Körpers angewendet. Hierzu zählen der Beckenboden, das Zwerchfell, die obere Thoraxöffnung und der Mundboden.

Behandlung nach Brustoperationen

Die Osteopathie kann keinen Brustkrebs heilen. Ob ihr ganzheitlicher Ansatz grundsätzlich beim Krebs vorbeugend wirkt, lässt sich nicht belegen.

Auch wenn einige Risikofaktoren für Brustkrebs als wissenschaftlich erwiesen gelten, bietet die Ursachenforschung immer noch keine befriedigenden Ergebnisse. Brustkrebs bleibt die häufigste aller weiblichen Krebsarten und die Zahl der Brustkrebsfälle in den westlichen Gesellschaften nimmt leider zu.

Regelmäßige Vorsorgeuntersuchungen beim Arzt sowie die kontinuierliche aufmerksame Eigenuntersuchung der Brust durch Abtasten gelten nach wie vor als entscheidende Präventivmaßnahmen.

Wird Brustkrebs rechtzeitig erkannt, kann er oft operativ entfernt werden. Von Radikaloperationen mit Entfernung der Brustdrüse und dem großen und kleinen Brustmuskel ist man mittlerweile weitgehend abgekommen. Heutzutage bemüht man sich, soweit sinnvoll, um möglichst brusterhaltende Eingriffe.

Dennoch hinterlässt eine Brustoperation meist eine große Narbe, die die Beweglichkeit des Gewebes einschränkt und als Störfaktor die Funktionen der umliegenden Strukturen beeinflusst. Deshalb ist es aus osteopathischer Sicht wichtig, diese Störungen zu minimieren und dem Gewebe zu seiner Beweglichkeit zurückzuverhelfen. Damit lassen sich zum einen die Nebenwirkungen des Eingriffs vermindern und zum anderen werden auch bessere Voraussetzungen für einen möglichen, geplanten Wiederaufbau der Brust geschaffen (siehe auch Abschnitt »Narben«, Seite 58 ff).

Auch nach kosmetischen Eingriffen ist eine osteopathische Nachbehandlung der Narben angezeigt.

Rheuma

Der Sammelbegriff Rheuma umfasst über 450 verschiedene Krankheiten mit unterschiedlichsten Ursachen, deren Gemeinsamkeit darin besteht, ähnliche Beschwerden zu zeigen. Rheumatische Erkrankungen im engeren Sinne sind dagegen entzündlich-rheumatische Beschwerden an den Gelenken sowie systemische Bindegewebserkrankungen.

Auch wenn die Ursachen der im engeren Sinn gefassten rheumatischen Erkrankungen nicht eindeutig feststehen, scheinen sie sich zu ähneln. Meist handelt es sich um überschießende Antigen-Antikörper-Reaktionen. Antigene sind körperfremde Stoffe, die von den körpereigenen Abwehrstoffen, den Antikörpern, bekämpft werden. Bei den meisten rheumatischen Erkrankungen ist das Antigen allerdings körpereigen, wird jedoch vom Organismus als solches nicht erkannt und deshalb bekämpft.

Zu den verbreitetsten rheumatischen Erkrankungen zählt das Weichteilrheuma. Es umfasst alle Rheumaformen, die nicht an den Gelenken und Knochen des Bewegungsapparates auftreten, wie etwa schmerzhafte Entzündungen der Muskeln und des Bindegewebes. Bei Weichteilrheuma lässt sich häufig eine diffuse Entzündung des Bindegewebes feststellen, die sehr gut osteopathisch behandelt und behoben werden kann.

Als eine weitgehend nur bei Männern auftretende Rheumaerkrankung galt der Morbus Bechterew, der in der Regel zu einer zunehmenden Versteifung der Wirbelsäule führt. Tatsächlich befällt der Morbus Bechterew genauso oft Frauen, nur beschränken sich die Symptome bei ihnen meist auf eine Entzündung der Ilio-Sakral-Gelenke und nicht der Wirbelsäule. Deshalb wurde der Morbus Bechterew in der Vergangenheit bei betroffenen Frauen oft nicht richtig diagnostiziert.

Auch sehr weit verbreitet ist die chronische Polyarthritis. Sie beginnt schleichend, meist in einem Alter zwischen 30 und 40 Jahren. Frauen sind etwa viermal so oft betroffen wie Männer. Durchblutungsstörungen und Steifigkeit nach dem Aufstehen zählen zu den typischen Merkmalen. Schließlich verdicken die Gelenke an Fingern und Zehen und versteifen zunehmend. Die Gelenke verändern ihre Struktur; im Gelenkbereich bildet sich zusätzliche Knochenmasse. Unter der Haut sind oft Rheumaknötchen zu spüren.

Osteopathie und Rheuma

Ein Osteopath wird eine rheumatische Erkrankung wie die chronische Polyarthritis nicht direkt heilen können. Weil aber das Immunsystem von der Krankheit betroffen ist, spielen Ernährung und Stoffwechsel für die Schwere und den Verlauf des Rheumas eine sehr wichtige Rolle. Deshalb sorgt der Osteopath mit seiner Behandlung dafür, dass alle für die Ernährung, den Stoffwechsel und die Ausleitung zuständigen Organe (Darmtrakt, Leber und Nieren) sowie das sie steuernde vegetative Nervensystem (Sympathikus und Parasympathikus) optimal arbeiten können.

Auch wenn sich Veränderungen an der Gelenk- und Knochenstruktur nicht rückgängig machen lassen, kann der Osteopath helfen, die Beschwerden der Patientin zu lindern. Denn zu den wesentlichen Merkmalen einer chronischen Polyarthritis zählen die begleitenden Schmerzen, die zunehmend eingeschränkte Beweglichkeit und deren langfristige Auswirkung auf die Körperhaltung. Schmerzen, Beweglichkeit und Körperhaltung lassen sich osteopathisch meist sehr gut behandeln.

Für den eigenen Befund greift der Osteopath auf die Diagnose und die klinischen Befunde des behandelnden Arztes zurück und untersucht die Beweglichkeit aller betroffenen Bereiche. Da die chronische Polyarthritis nahezu alle Strukturen befällt, wird er sich dabei nicht nur auf Knochen und Gelenke konzentrieren, sondern auch Muskulatur, Sehnen und Organe untersuchen. Besonderes Augenmerk gilt den Faszien, die den gesamten Körper durchziehen und Spannungen übertragen. Stellt der Osteopath Spannungen der Körperfaszien fest, wird er deren Ursache erspüren und soweit möglich manuell lösen.

Die Schmerzen, die die rheumatische Erkrankung begleiten, entstehen oft aufgrund der Nervenreizungen oder durch akute Entzündungsschübe in den befallenen Bereichen. Diese Reizungen haben meist einen Druck als Ursache, der durch eine fasziale Verspannung oder durch Bewegungseinschränkungen oder -veränderungen bedingt sein kann. Indem der Osteopath diese behandelt, befreit er die Patientin meist auch ein Stück weit von ihren Schmerzen.

Kopf

Auch und gerade am Kopf können Osteopathen sehr wirksam die unterschiedlichsten Beschwerden behandeln. Hier sitzen nicht nur die meisten Sinnesorgane und beginnt mit dem Mund der Verdauungsapparat, sondern hier befindet sich auch das Gehirn, das einen Großteil der Körperfunktionen steuert.

Auch der primäre Respirationsmechanismus hat hier seinen Ursprung, dessen Bewegungen der Osteopath mit seinen geschulten Händen vor allem am Kopf erspüren kann. Daher bildet der Schädel mit seinen knöchernen und weichen Strukturen einen wichtigen Bereich des kraniosakralen Systems, zu dem auch Anteile aus Wirbelsäule und Becken zählen.

Am Schädel kommen vor allem kraniosakrale Techniken zum Einsatz, mit denen der Osteopath den primären Respirationsmechanismus zur Befunderhebung und zur Behandlung einsetzen kann (siehe auch »Der kraniosakrale Bereich«, Seite 29 f).

Kopfschmerzen

Sie sind die am weitesten verbreitete Volkskrankheit. An Kopfschmerzen leidet jede dritte Person in Deutschland. Bereits im Kindesalter zählen sie zu den häufigsten Beschwerden überhaupt. Die Schulmedizin kennt über 180 verschiedene Formen des Kopfschmerzes.

Kopfschmerzen können je nach Geschlecht unterschiedlich oft auftreten. So befällt die Migräne dreimal so oft und der Medikamentenkopfschmerz bis zu zwölfmal so oft Frauen wie Männer.

Ein genauer Befund ist nicht immer einfach, denn zum einen können sich die Symptome unterschiedlicher Kopfschmerzarten ähneln, zum anderen kann eine Kopfschmerzform (meist der Medikamenten-Kopfschmerz) andere Kopfschmerzen überlagern und schließlich ist die Wahrnehmung der Schmerzen abhängig vom Schmerzempfinden der betroffenen Person und deshalb sehr subjektiv.

Den Ursachen auf der Spur

Es gibt eine Vielzahl an Auslösern, so genannte Trigger, die zu Kopfschmerzen führen. Neben Medikamenten zählen hierzu Stress, Angst und andere starke Emotionen, ebenso Alkohol (z. B. Rotwein, Brandy) und Nahrungsmittel, die Tyramin enthalten (z. B. Schokolade, Essiggurken) oder Nitrit (z. B. geräucherte Wurst- und Fleischwaren). Auch Kaffee und zu wenig Wasser können zu Kopfschmerzen führen.

Diese Trigger sind relativ leicht ausfindig zu machen und können durch eine entsprechende Umstellung der Lebensgewohnheiten weistestgehend vermieden werden.

Hinter Kopfschmerzen verbergen sich manchmal aber auch schwer wiegendere Erkrankungen an Hals, Nase, Ohren, Zähnen oder Augen. Unfallbedingte Traumen können Kopfschmerz auslösen, aber auch raumfordernde Prozesse, also Tumoren oder Zysten.

Um die Ursachen von akuten oder lang andauernden Kopfschmerzen eindeutig abzuklären, muss eine ärztliche Diagnose erstellt werden.

Nach osteopathischem Verständnis stehen Kopfschmerzen oft am Ende einer Läsionskette. Deshalb lässt die Lage des Kopfschmerzes meist Rückschlüsse auf mögliche beteiligte Strukturen zu:

Treten die Schmerzen im Stirnbereich auf, so liegen häufig Störungen im Urogenital-Bereich vor. Sind die Schmerzen seitlich zu spüren, dann können sie durch Gallenblase und Leber ausgelöst sein. Für Schmerzen im Hinterhauptbereich und Nacken sind oft das Kreuzbein und das Becken sowie Blockierungen der Halswirbelsäule oder Brustwirbelsäule verantwortlich.

Das Kopfschmerz-Tagebuch

Wenn Sie an chronischen, also immer wiederkehrenden Kopfschmerzen leiden, kann ein Kopfschmerz-Tagebuch helfen, den Ursachen auf die Spur zu kommen. Halten Sie darin alles fest, was im Zusammenhang mit den einzelnen Kopfschmerz-Attacken stehen kann. Wann treten die Schmerzen auf? Wo sitzen sie und wie äußern sie sich? Welche Nahrungsmittel haben Sie vor den Schmerzen zu sich genommen? Welche Medikamente? Waren Sie vorher emotional belastet, stark aufgewühlt? Haben Sie vorher gearbeitet oder Sport getrieben? Stehen die Kopfschmerzen im Zusammenhang mit der Periode?

Vergleichen Sie Ihre Eintragungen und achten Sie auf alles, was sich wiederholt. Das sind dann meist die »Übeltäter«, denen Sie künftig besser aus dem Weg gehen.

Zyklusabhängige Kopfschmerzen

Beim Entstehen bestimmter Kopfschmerzen spielen die Hormone eine wichtige Rolle. So deuten Studien auf einen Zusammenhang zwischen dem vor der Periode absinkenden Östrogenspiegel im Blut und der Migräne hin. Je größer diese Schwankung ausfällt, desto wahrscheinlicher führt sie zu einer so genannten menstruellen Migräne.

Die Osteopathie kann helfen, die Ursachen von Kopfschmerzen auch und gerade bei Frauen zu finden und zu behandeln. Dazu benötigt der behandelnde Osteopath eine ausführliche Befunderhebung und greift selbstverständlich auf die klinische Diagnose zurück, um Ursachen auszuschließen, die ärztlicher Behandlung bedürfen.

Bei zyklusabhängigen Kopfschmerzen untersucht der Osteopath unter anderem die Leber. Grund dafür sind verschiedene Hormone, die in bestimmten Zyklusphasen abgebaut werden. Dieser Abbauprozess erfolgt in der Leber. Dabei entstehen Toxine, die ausgeschieden werden müssen. Ist aber die Leber aufgrund einer Funktionsstörung damit überfordert, dann verbleiben die Toxine im Blutkreislauf. Sie verursachen dann einen »Kater« und Kopfschmerzen.

Mit seinen manuellen Techniken kann der Osteopath die Lage und Beweglichkeit der Leber überprüfen und zu deren Entstauung beitragen. So kann die Leber die Hormone schneller abbauen. Zusätzlich wird der Osteopath die Faszien untersuchen und ausgleichen. In ihnen verlaufen die Nerven, Lymph- und Blutgefäße, die frei sein müssen, um eine einwandfreie Durchblutung und ein gutes Funktionieren besonders der Ausscheidungswege zu ermöglichen.

Spannungskopfschmerz

Vom Spannungskopfschmerz sind besonders Frauen im mittleren Lebensalter betroffen. Der chronische Spannungskopfschmerz ist ein immer wiederkehrender, leichter bis mittelschwerer, dumpf wirkender Schmerz, der beidseitig auftritt und im Gegensatz zur Migräne nicht pocht.

Aufgrund der vielfältigen möglichen Ursachen untersucht der Osteopath immer den gesamten Organismus, um so viele störende Faktoren wie möglich zu beheben. Besonderes Augenmerk gilt dabei den faszialen Spannungen, die zu Blut- und Lymphstauungen im Schädelbereich führen können. Auch die Nerven, die beispielsweise im Bereich des Übergangs vom Schädel zur Wirbelsäule eingeengt werden können, sowie verspannte Muskeln im Schulter- und Nackenbereich können Schmerzen verursachen und werden daher untersucht und gegebenenfalls behandelt. Selbst Störungen in den Organen können über neuronale und energetische Wege (Meridiane) zu Kopfschmerzen führen.

Wenn Ihr Kopfschmerz Ausdruck einer möglichen Läsionskette ist, dann können Sie die Beschwerden gegebenenfalls lindern, indem Sie sich eine Wärmflasche nicht nur in den Nacken, sondern auch auf den Bauch legen. Bringen Sie zudem Ihr Becken in Bewegung und atmen Sie tief in den Bauch hinein. Die Entspannung in Becken und Bauch kann den Aufbau der Läsionskette und somit den Kopfschmerz verhindern.

Weitere Ursachen

Die Auslöser eines Kopfschmerzes müssen nicht geschlechtsabhängig sein. Oft führt eine mangelnde Durchblutung des Gehirns zu Schmerzen. Unser wichtigstes Organ wird über vier große Blutgefäße mit sauerstoffreichem Blut versorgt. Zwei davon verlaufen innerhalb der Halswirbelsäule. Die anderen beiden Halsschlagadern ziehen seitlich den Hals hinauf und treten etwa in Höhe der Kiefergelenke in den Schädel ein. Wenn in einem oder mehreren dieser Gefäße die Zirkulation behindert ist, gelangt zu wenig Blut ins Gehirn. Kopfschmerzen weisen dann auf die mangelnde Durchblutung hin. Umgekehrt kann die Behinderung auch zu Abflussstörungen in den Venen und somit zu einem Stau führen, der wiederum Kopfschmerzen auslöst.

Auch die Körperhaltung kann Kopfschmerzen auslösen. Denn die Stellung des Kopfes wird von Muskeln gesteuert, die reflexartig den Kopf immer gerade halten und gewährleisten, dass die Augen auf einer waagerechten Ebene liegen. Befindet sich der Körper nicht in seinem Lot, dann geraten diese Muskeln unter Dauerspannung, da sie die falsche Stellung des Kopfes ständig korrigieren müssen. Die angespannten Muskeln drücken dann auf die Blutgefäße und Nervenbahnen, reduzieren den Durchfluss, reizen die Nerven und können so den Kopfschmerz auslösen.

Auch ein Fehlbiss, also das falsche Zusammentreffen von Ober- und Unterkiefer, kann Kopfschmerzen auslösen. Der Unterkiefer ist über die Gelenkpfanne des Schläfenbeins direkt mit dem Schädel verbunden, das Kiefergelenk wird von Muskeln gesteuert, die teilweise an der Schädelbasis ansetzen. Wenn nun der Unterkiefer nicht richtig »sitzt«, können Gelenk und Muskulatur überlastet werden. So entsteht ein ständiger Zug, der auf den Schädel einwirkt und Schmerzen verursachen kann.

Bei Kopfschmerzen untersucht der Osteopath deshalb immer sehr genau den ganzen Kopf. Dazu überprüft er die Schädelnähte, die Gelenkverbindungen zu Halswirbelsäule und Kiefer, die Schädelknochen, insbesondere die der Schädelbasis, und die Spannung der Hirnhaut. Am Kopf kann er auch den primären Respirationsmechanismus erspüren.

Abhängig von seinem Befund wird er mit seinen manuellen Techniken eine individuelle Behandlung durchführen, die Haltung, Kopf, Becken, Wirbelsäule Organe und Faszien mit einschließt.

Medikamentenkopfschmerz

Eine besonders tückische Form des Kopfschmerzes ist der Medikamentenkopfschmerz. Er wird durch Medikamente ausgelöst, meist Mischpräparate, die eingenommen werden, um andere Formen des Kopfschmerzes zu bekämpfen. Der Medikamentenkopfschmerz tritt bei Frauen bis zu zwölfmal so oft auf wie bei Männern. Die Schmerzen halten dauernd an und ähneln denen des Spannungskopfschmerzes.

Zur Behandlung hilft oft nur der komplette Medikamentenentzug unter ärztlicher Aufsicht. Inwieweit die Osteopathie dabei helfen kann, muss immer der Einzelfall entscheiden.

Migräne

Die bei Frauen häufiger anzutreffende Migräne zeigt sich durch einseitig auftretende, meist pulsierende Schmerzen, die bis zu mehreren Tagen lang anhalten können und unter körperlicher Anstrengung meist zunehmen. Sie kann von Übelkeit oder Erbrechen begleitet werden und Lärm- und Lichtempfindlichkeit auslösen. Wenn die Migräne durch Störungen der Wahrnehmung und des vegetativen Nervensystems begleitet wird, spricht man von einer Migräne mit Aura.

Als Auslöser der Migräne gilt meist eine Kombination unterschiedlicher Trigger (siehe Abschnitt »Den Ursachen auf der Spur«, Seite 148). Dabei können eine Änderung im Alltagsrhythmus oder hormonelle Veränderungen von Bedeutung sein, ebenso die Einnahme oraler Verhütungsmittel (Pille).

Diese Auslöser sind allerdings meist nicht die Ursache einer Migräne, sondern nur der sprichwörtliche Tropfen, der das Fass zum Überlaufen bringt. Die Ursachen liegen woanders verborgen und nach ihnen sucht der Osteopath, wenn er eine Migräne behandelt. Dabei zeigt sich, dass beispielsweise Narben von Unterleibsoperationen eine entscheidende Rolle spielen können.

Praxisbeispiel

Migräne

Eine Frau, Ende fünfzig, kommt mit therapieresistenter Migräne und hoch dosierter Medikation in die Praxis. Ihre ersten Migräneattacken sind während der Schwangerschaft aufgetreten. Die Gebärmutter war angewachsen, ihr Kind wurde mit der Zange entbunden. Fünfzehn Jahre später werden die Gebärmutter und ein Eierstock operativ entfernt. Weder die Entbindung noch die spätere Operation haben Schmerzen oder andere Symptome verursacht. Außer der Migräne und einer chronischen Obstipation fühlt sich die Patientin gesund und kräftig. Gelegentlich klagt sie über Kreuzschmerzen, die sie aber mit Übungen selbst lindern kann.

Die Untersuchung ergibt eine allgemeine Senkung der Becken- und Bauchorgane. Die Narbe und das Kreuzbein sind fixiert, einige Wirbel blockiert und die Rückenmarkshaut entlang der ganzen Wirbelsäule steht unter hoher Spannung.

Die Osteopathin behandelt die einzelnen Fixierungen der Narben und Organe sowie die Faszien der Vorderseite. Sie löst die Blockierungen der Wirbelsäule und entspannt die Hirn- und Rückenmarkshaut. Mit kraniosakralen Techniken werden auch die Schädelnähte und der primäre Respirationsmechanismus behandelt.

Nach der vierten Behandlung treten keine Attacken mehr auf und die Patientin kann auf ihre starken Medikamente nach und nach verzichten. Eine stabilisierende Übungsbehandlung führt die Patientin regelmäßig selbst durch. Sie erscheint alle vier bis sechs Monate in der Praxis und wird vorbeugend an den Läsionsketten behandelt. Die Migräneanfälle sind fast vollständig verschwunden.

Nasennebenhöhlenentzündung (Sinusitis)

Im Gesichtsschädel und angrenzenden Hirnschädel, seitlich der Nase bis hinauf zur Stirn, sitzen die Nasennebenhöhlen. Sie sind mit Schleimhaut ausgekleidet und stehen mit dem Nasenraum in Verbindung. Wenn ein

Schnupfen, also eine viröse oder bakterielle Entzündung der Nasenschleimhaut, nicht abklingt, dann können die Erreger in die Nasennebenhöhlen aufsteigen und hier teils schmerzhafte Entzündungen hervorrufen, weil sich Entzündungssekret bildet und nicht abfließen kann.

Nach osteopathischem Verständnis liegt die Ursache für den gestörten Abfluss meist in einer mangelnden Beweglichkeit der Schädelstrukturen. Vor allem chronische Nasennebenhöhlenentzündungen, die immer wiederkehren, sind oft ein Indiz für Bewegungseinschränkungen im Bereich des Gesichtsschädels.

Ein Grund für die mangelnde Beweglichkeit können die Faszien, besonders die Fortsetzungen der Halsfaszien, sein, die bis in den Schädel hineinreichen. Wenn sie unter Spannung stehen, verhindern sie die notwendige Beweglichkeit einzelner Schädelstrukturen und beeinträchtigen so den Abfluss des infektiösen Sekrets. Aber auch die Muskeln oder eine traumatisch bedingte Blockierung der Schädelknochen kann den Abfluss behindern.

Zur Behandlung untersucht der Osteopath die Bewegungen der einzelnen Schädelknochen an ihren Nähten sowie die mögliche Spannung der Faszien und deren Ursache. Er löst die Bewegungseinschränkungen, die er aufspürt, und den Zug, der auf die Faszien einwirkt. Auch die Hirnhäute, die den Schädel auskleiden und das Gehirn unterteilen, werden von ihm mobilisiert.

Abschließend beurteilt er die Bewegungen des primären Respirationsmechanismus und wirkt auf diesen gegebenenfalls regulierend ein.

Tinnitus und Hörsturz

Das Klingen und Rauschen im Ohr ist zu einer Volkskrankheit geworden, die zunehmend mehr Frauen befällt. Der Tinnitus kann als Sausen, Pfeifen, Brummen, Zischen, Rauschen oder Knacken auftreten und von Schwindel begleitet sein. Oft geht dem Tinnitus ein Hörsturz voraus, also ein plötzlicher Hörverlust. Als Ursache für beide Beschwerden wird eine arterielle Unterversorgung des Innenohrs angenommen. Aber auch Stress und virale Infektionen kommen als Auslöser infrage.

Je eher mit einer osteopathischen Behandlung, meist als begleitende Therapieform, begonnen wird, desto besser sind ihre Erfolgsaussichten. Bei Tinnitus etwa schwinden nach einem halben Jahr die ansonsten guten Heilungschancen.

Für die Behandlung von Hörsturz und Tinnitus untersucht der Osteopath die Schädelbasis, durch die die arteriellen und venösen Blutleiter fließen. Hierzu nutzt er vor allem kraniosakrale Techniken, mit denen er sehr genau und differenziert alle Anteile des Schädels untersuchen und behandeln kann. Damit versucht er, die Durchblutung im Kopf zu verbessern. Auch Schädelnähte und die Hirnhaut werden behandelt, um die Beweglichkeit zu steigern und somit eine bessere Durchblutung zu erzielen.

Manchmal lassen sich bei Tinnitus oder Hörsturz Verspannungen der Nackenmuskulatur, des Schläfenbeins oder Blockierungen der Halswirbelsäule feststellen. Auch der Beinerv und vor allem der Eingeweidenerv können gereizt sein. So kann eine Organstörung aus dem Bauch über den Eingeweidenerv bis zum Innenohr gelangen.

Weil schließlich wohl auch Stress bei der Entstehung von Tinnitus und Hörsturz eine Rolle spielt, behandelt der Osteopath zudem das vegetative Nervensystem und die Muskeln des Kauapparates.

Die Behandlung von Tinnitus und Hörsturz sollte durch Stressabbau und Entspannungsmethoden begleitet werden. Sie beschleunigen oft den Heilungsprozess.

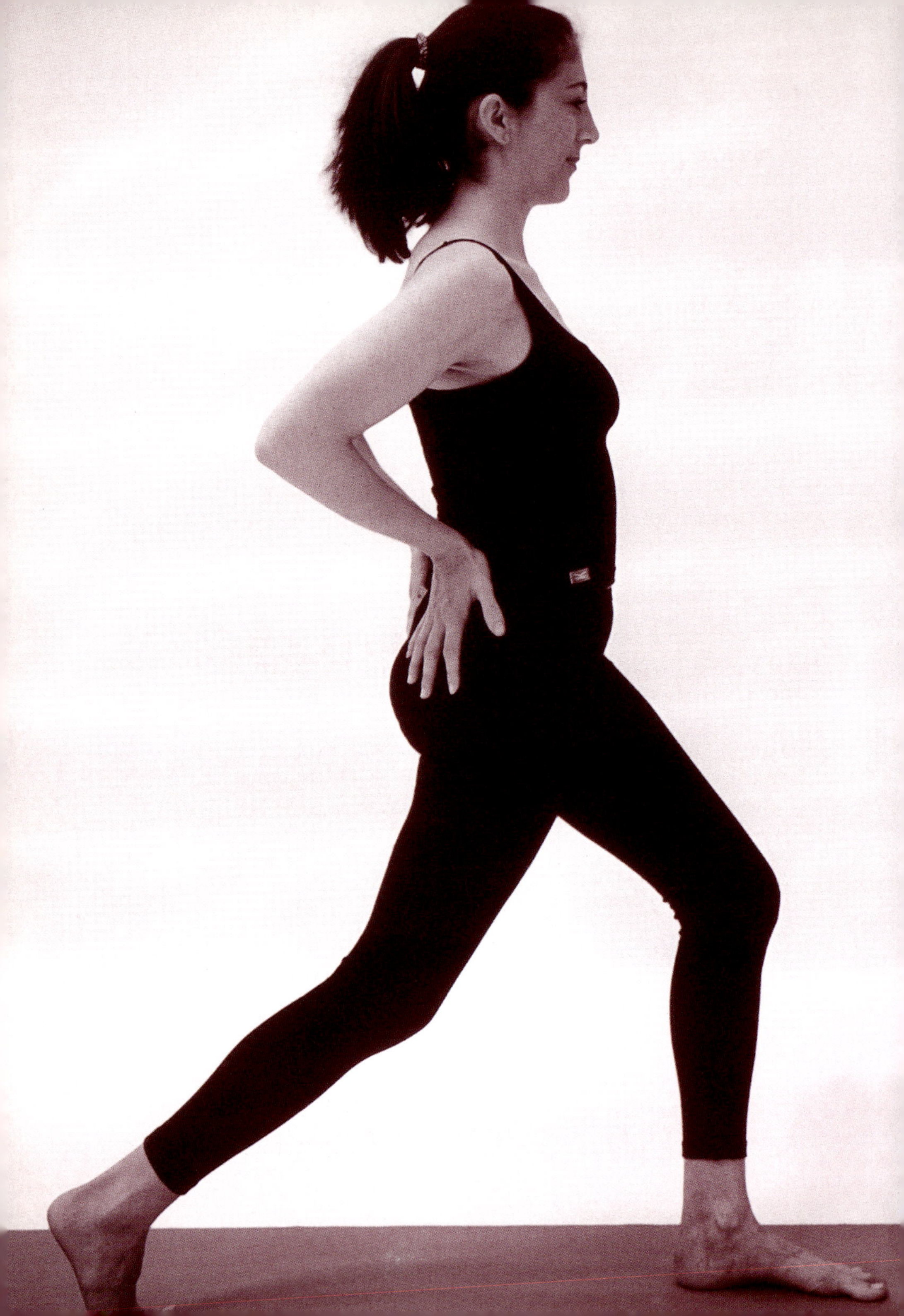

Das Prinzip der Anmut

Leben ist Bewegung. Wenn Bewegungen harmonisch erfolgen, dann entsteht Anmut. Dann ergänzen sich Beweglichkeit und Stabilität und finden wir zum inneren und äußeren Gleichgewicht. Unser Übungsprogramm lädt Sie dazu ein, dieses Gleichgewicht zu finden.

Von Natur aus besitzen wir alle eine mehr oder weniger ausgeprägte Veranlagung für sinnvolle Bewegungen. Doch leider verlieren wir in unserem Alltag schon sehr früh den Bezug dazu. Wir tragen den ganzen Tag Schuhe, sitzen auf Stühlen, bewegen uns meist wenig und wenn wir Sport treiben, dann oft über die Grenzen unserer Belastbarkeit hinaus. Als Folge davon verliert unser Körper die Fähigkeit, seine Bewegungen harmonisch an die jeweilige Situation anzupassen. Dann schleifen sich bestimmte Bewegungsabläufe ein, Muskeln verkürzen oder bilden sich zurück, Gelenke verlieren an Beweglichkeit oder Halt, die Koordination wird schlechter und die Bewegungen unrund und unsicher.

Das lässt sich ändern. Denn immerhin können wir die großen Bewegungen unseres Stütz- und Bewegungsapparates selbst steuern. Damit aber diese Bewegungen harmonisch und rund ablaufen, müssen alle beteiligten Strukturen gleichermaßen beweglich und stabil sein. Auch die Koordination muss stimmen, die zu einem hohen Gleichgewichtssinn führt. Sind unsere Bewegungen rund und harmonisch, stimmen Koordination und Gleichgewichtsgefühl, dann bewegen wir uns mit Anmut. Anmut ist der Ausdruck unseres inneren und äußeren Gleichgewichts.

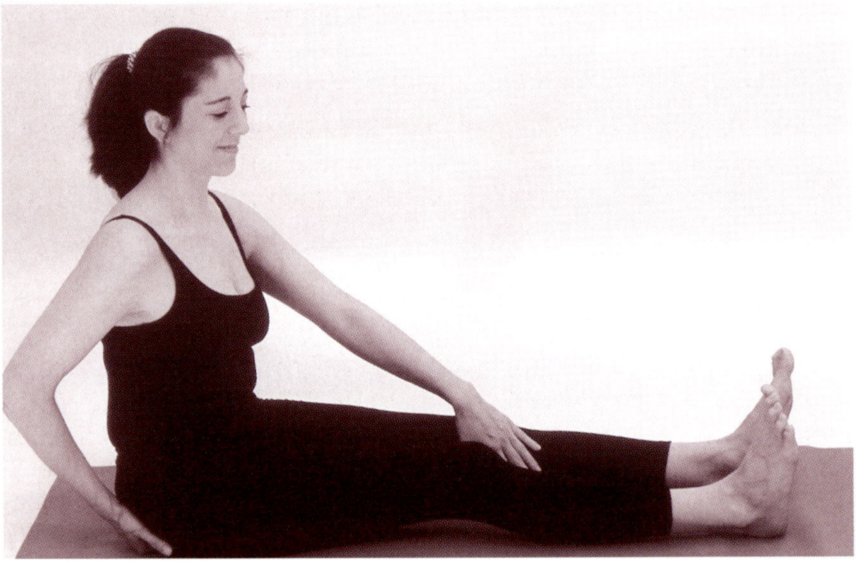

Das Prinzip der Anmut: die Nebenbei-Übung

Anmut ist deshalb eine optimierte Form der Bewegung. Sie erfordert Dehnbarkeit und Elastizität der Muskeln und des Bindegewebes, Beweglichkeit der Gelenke, stabilisierende Kraft in den gelenksnahen und den großen Muskelgruppen, Koordination der Bewegungsabläufe sowie innere und äußere Haltung.

Von jeher ist Anmut eine Eigenschaft, die besonders Frauen zugeschrieben wird. Obwohl der Begriff ein bisschen altmodisch klingt, ist Anmut die wohl treffendste Bezeichnung für die ästhetische Qualität von Bewegung und Haltung. Dabei spielen individuelle Eigenschaften eine große Rolle, denn jede Frau hat ihren ureigenen Körperausdruck, der zugleich ein Spiegel ihrer Seele ist. Am deutlichsten wird dies im klassischen Tanz. Obwohl die Bewegungen dort durch die Choreografie genauestens vorgegeben sind, hat jede Tänzerin ihren eigenen, unverwechselbaren Stil.

Im Folgenden haben wir ein kleines Übungsprogramm zusammengestellt, um Anmut zu erlernen und beizubehalten. Wir haben es das Prinzip der Anmut genannt. Es handelt sich dabei um Übungen zur Dehnung und Stabilisation des Körpers sowie um kraniosakrale Übungen. Für das komplette Übungsprogramm benötigen Sie ca. 10 bis 15 Minuten Zeit. Sie können alle Übungen natürlich auch einzeln durchführen.

Auch wenn Sie im Alltag die einzelnen Übungsanweisungen möglicherweise wieder vergessen, bleibt die Anmut einer Bewegung, ihr Prinzip, in Erinnerung und lässt sich mühelos auf alle anderen Bewegungen übertragen.

Tanzen Sie durch den Tag

Zu Beginn keine Übung im eigentlichen Sinn, sondern mehr eine Aufforderung zu einer neuen Einstellung: Holen Sie sich die Anmut in Ihren Alltag und nutzen Sie jede Gelegenheit, um sich mit Grazie zu bewegen. Tanzen Sie auf Zehenspitzen, balancieren Sie gedachte oder echte Gegenstände auf dem Kopf und hören Sie, wann immer es geht, dazu die geeignete Musik. Dabei dürfen Sie ruhig übertreiben, wenn keiner hinschaut, und ausprobieren, was alles möglich ist. Finden Sie Ihren eigenen Stil und denken Sie daran, dass Anmut auch eine Seelenhaltung ist. Wer sich anmutig durch die Welt bewegt, lässt sich nicht so leicht bedrängen.

Fühlen und Verhalten

Mit dem, was Sie fühlen, und der Art, wie Sie sich verhalten, ist es ähnlich wie mit der Struktur und Funktion: Sie bedingen sich gegenseitig. Haltung, Mimik und Bewegung stehen in Wechselbeziehung mit der inneren Einstellung und der eigenen Gefühlslage. Deshalb können Sie eine positive Stimmung nicht nur ausdrücken, wenn sie bereits besteht, sondern sie auch herbeiführen, indem Sie sich so benehmen, als ob sie schon bestünde. Ein Lächeln und ein paar kleine Tanzschritte wirken oft Wunder und holen Sie aus kleinen Tiefen heraus.

Übungen zur Dehnung

Denken Sie bei allen Dehnübungen daran, wie sich eine Katze dehnt. Ein genussvolles Räkeln, das den ganzen Körper mit einbezieht ist für diesen Weltmeister der Geschmeidigkeit selbstverständlicher Auftakt jeder Bewegungsphase.

Gähnen und Ausatmen schaffen die nötige Reflexlage für die Muskulatur, damit sie überhaupt nachgeben kann. Dagegen löst jeder heftige, plötzliche Dehnungsreiz einen Schutzreflex aus, der die weitere Dehnung verhindert. Arbeiten Sie nicht gegen den Körper, sondern nutzen Sie seine Anlagen und respektieren Sie seine Grenzen. Dehnen Sie ohne Ehrgeiz.

Die erste Geige spielen

Durch das Sitzen auf Stühlen werden hauptsächlich die Muskeln rund um das Becken verkürzt. Daraus entstehen statische Probleme und Abflussstörungen in den Beinen und im Becken.

Sitzen Sie deshalb öfter mal verkehrt herum auf einem Stuhl, breitbeinig wie eine Cellistin, und stützen sie sich mit der Brust an der Lehne ab. Halten Sie dabei den Rücken gerade, so dass der Po weit nach hinten steht. Arbeiten Sie eine Zeit lang in dieser Position und entlasten Sie Ihre Rückenmuskulatur.

Die Nebenbei-Übung

Mit dieser Übung dehnen Sie die Muskeln rund um das Becken, die, wenn sie verkürzt sind, eine angepasste Beckenstellung beim Sitzen behindern. Dieses kleine Dehnungsprogramm sollten Sie an eine immer wiederkehrende Handlung binden. Wenn Sie etwa täglich fernsehen, dann können Sie das genauso gut tun, wenn Sie *nebenbei* auf dem Boden sitzen und sich dehnen.

Sie sitzen auf einer Matte, Ihre Beine sind aufgestellt und leicht gegrätscht, die Knie angewinkelt. Legen Sie nun Ihre Hände flach unter die Sitzbeinhöcker. Das sind die beiden Knochen, die Sie beim Sitzen auf harten Stühlen spüren. Ziehen Sie mit den Händen die Sitzbeinhöcker etwas nach hinten in Richtung Rücken. Dadurch kippt Ihr Becken und der Oberkörper neigt sich nach vorne.

Greifen Sie nun locker um die Unterschenkel und versuchen Sie, das Becken noch mehr zu kippen. Dabei sollte der untere Rücken gerade bleiben. Nach und nach strecken Sie die Knie, soweit es möglich ist, ohne

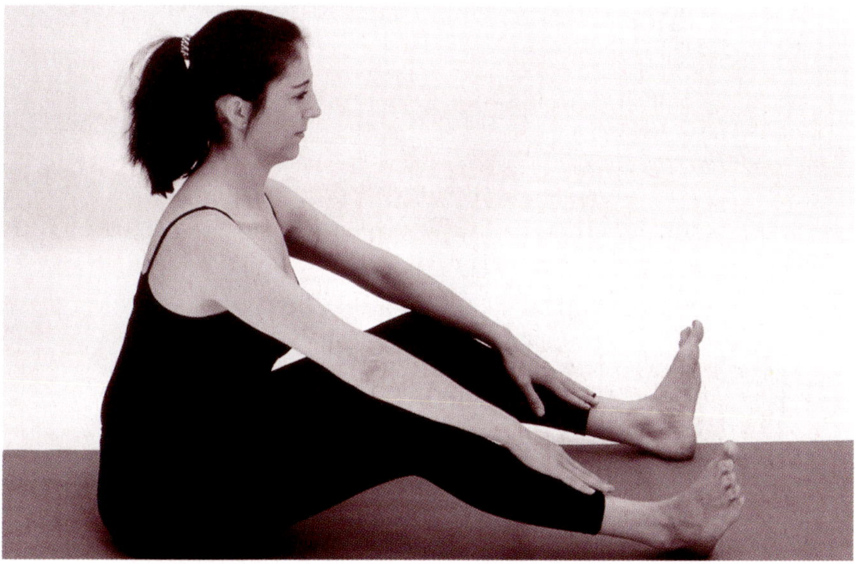

Die Nebenbei-Übung: langsames Strecken der Knie bei geradem Rücken

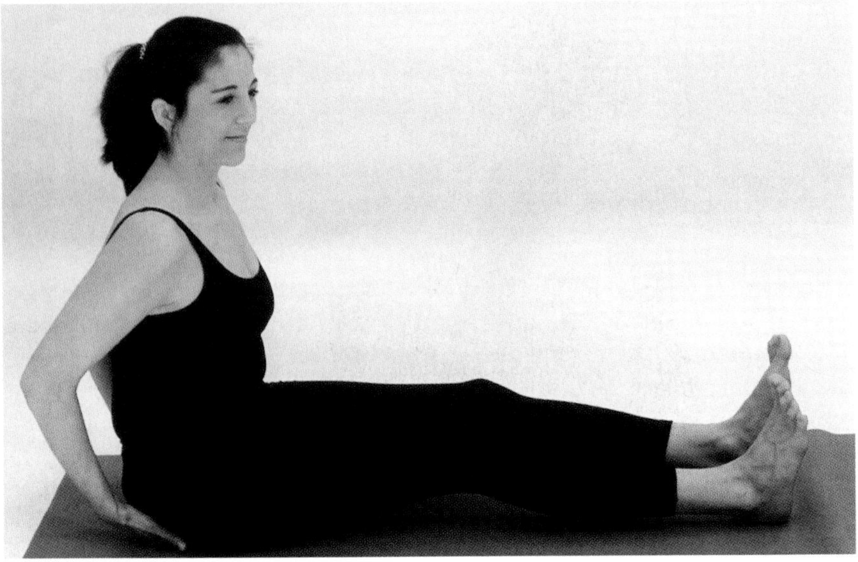

Die Nebenbei-Übung: mit den Händen die Sitzbeinhöcker nach hinten ziehen

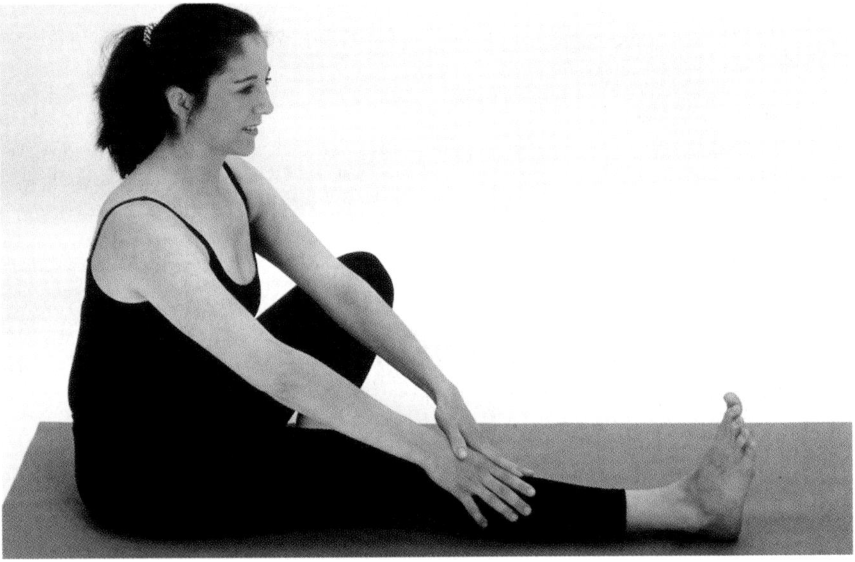

Die Nebenbei-Übung: Dehnung über das gestreckte Bein

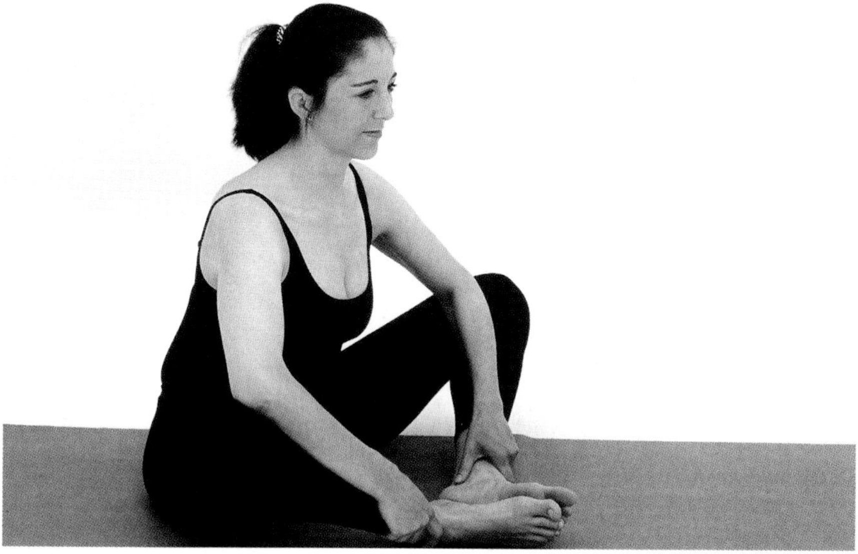

Die Nebenbei-Übung: mit dem Ellenbogen die Knie leicht nach unten drücken

dass der Rücken rund wird. Denken Sie dabei an eine Tänzerin bei der Dehnarbeit.

Greifen Sie nun mit beiden Händen um ein Bein. Erst rechts, dann links und strecken Sie weiterhin Ihre Knie. Nun schlagen Sie ein Bein wie im Schneidersitz unter und dehnen sich über das gestreckte andere Bein. Wiederholen Sie diesen Teil der Übung mit dem anderen Bein.

Zum Schluss winkeln Sie beide Beine an, so dass sich die Fußsohlen berühren, und greifen um die Fesseln. Setzen Sie nun vorsichtig Ihre Ellenbogen ein und drücken sie damit die Knie nach unten. (Falls Sie Knieprobleme haben, lassen Sie diesen Teil der Übung bitte weg.) Abschließend strecken Sie ein Bein wieder aus und stellen das andere außen neben das Knie. Drehen sie sich mit dem Oberkörper vom Bein weg und drücken sie den Ellenbogen von außen gegen das aufgestellte Knie. Wiederholen Sie diesen Teil der Übung mit dem anderen Bein.

Führen Sie alle Dehnungen beim Ausatmen durch und versuchen Sie, die Dehnungen mindestens 20 Sekunden lang zu halten. Überschreiten Sie dabei nie die »Wohl-Weh-Grenze«.

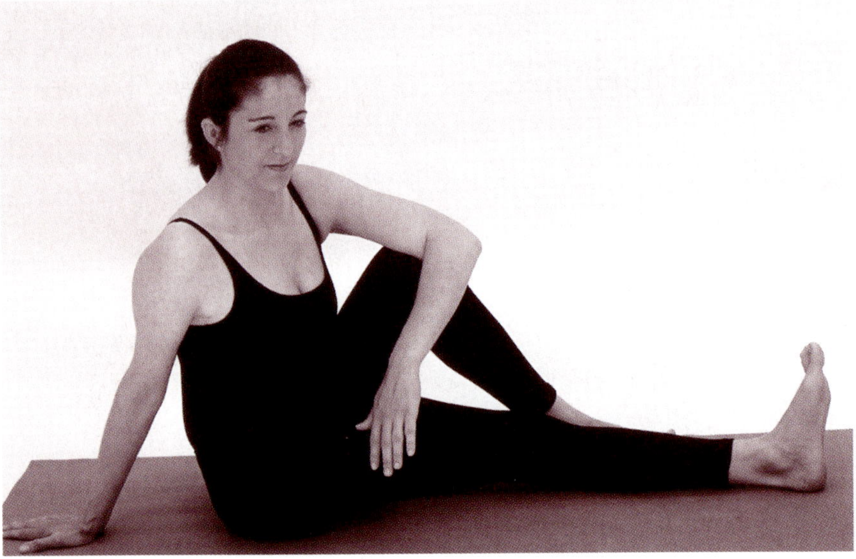

Die Nebenbei-Übung: Oberkörper seitlich wegdrehen und mit den Ellenbogen von außen gegen das Knie drücken

Legen Sie sich zum Schluss flach auf den Rücken, die Arme weit nach hinten gestreckt und atmen Sie tief. Räkeln Sie sich dabei in alle Richtungen.

Die Schritt-Übung

Mit dieser Übung dehnen Sie die vordere Faszienkette.

Sie stehen in einem großen Ausfallschritt. Der hintere Fuß steht auf den Zehenspitzen, das Knie ist leicht gebeugt. Schieben Sie nun das Becken so weit nach vorn, dass Sie eine Dehnung in der Leistenbeuge des hinteren Beines spüren. Verdrehen Sie dabei nicht das Becken. Nehmen Sie die Arme nach hinten, verschränken Sie die Finger und ziehen Sie die Arme nach hinten und oben.

Sie können die Übung verstärken, wenn Sie dabei mit geschlossenem Mund den Kopf in den Nacken legen. Vorsicht bei Problemen der Hals-

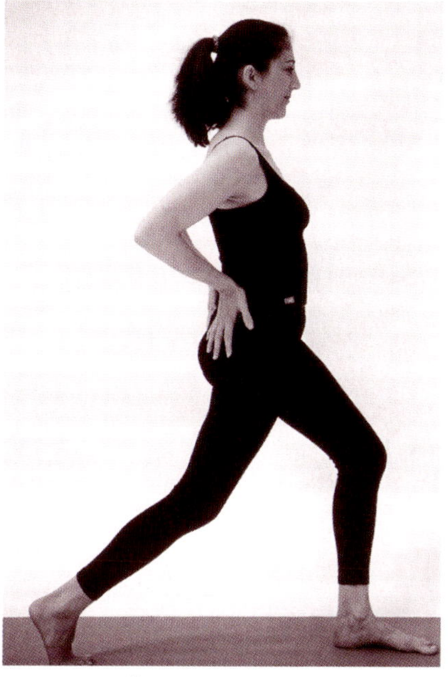

Die Schritt-Übung: Ausfallschritt Teil 1

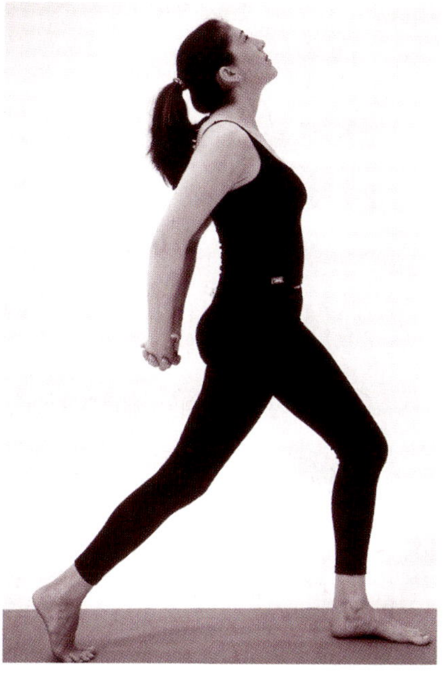

Die Schritt-Übung: Ausfallschritt Teil 2

wirbelsäule! Wiederholen Sie die Übung, indem Sie nun das andere Bein nach hinten stellen.

Die Wand-Übung

Im Alltag heben wir selten die Arme über den Kopf und wenn, dann bereiten uns die Arbeiten, die wir so ausführen, schon nach kurzer Zeit Schmerzen.

Mit dieser Übung sorgen Sie für eine Dehnung und Aktivierung des Lymphflusses in den Armen und im oberen Brustkorb. Dort wird die Lymphe in die großen Venen abgeführt.

Stellen Sie sich breitbeinig vor eine Wand. Stützen Sie die Hände an der Wand ab. Ihre Fingerspitzen zeigen nach oben. Strecken Sie die Arme durch und beugen Sie den Oberkörper nach vorn in Richtung Wand.

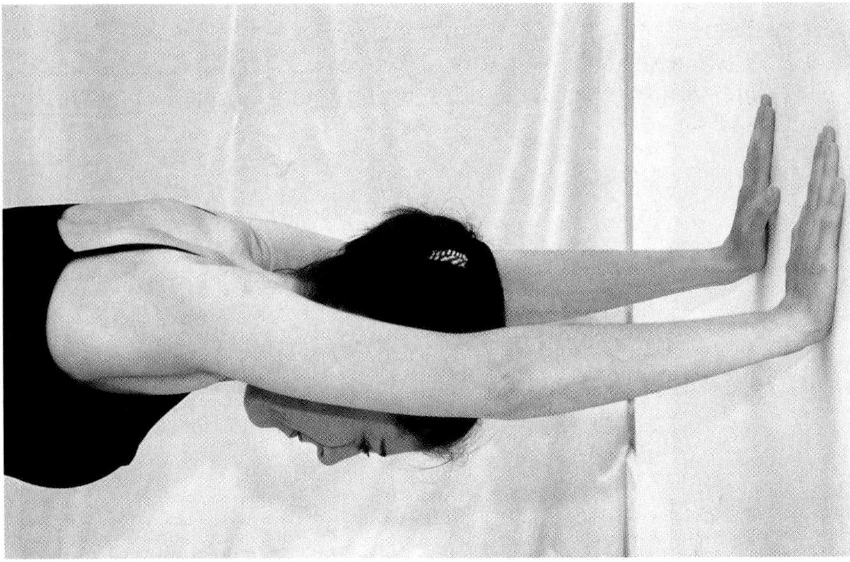

Die Wand-Übung: Arme durchstrecken und Oberkörper nach vorn beugen

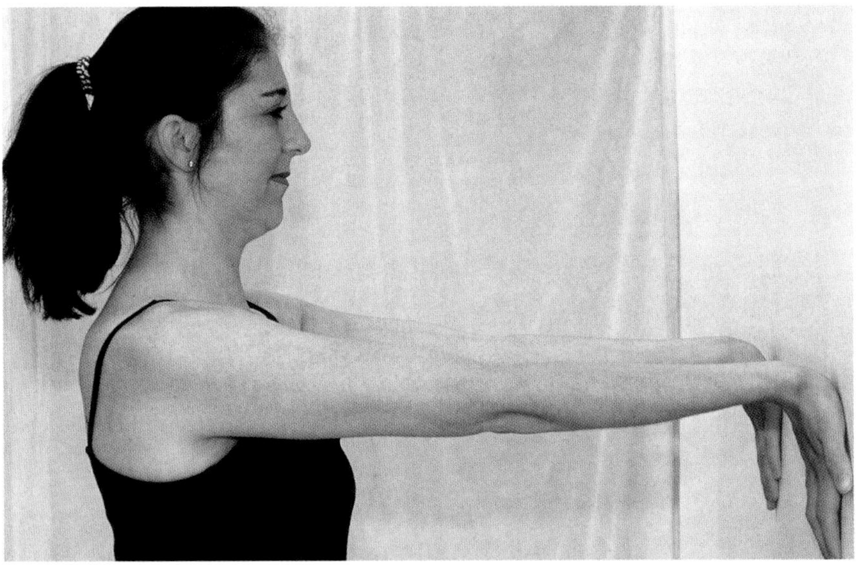

Die Wand-Übung: Unterarme dehnen

Dazu müssen Sie in der Hüfte einknicken. Beugen Sie den Oberkörper so weit nach vorn, dass Sie in den Oberarmen eine Dehnung spüren. Nun lassen Sie sich zwischen Ihren Schultern hängen und atmen Sie vier- bis fünfmal tief.

Richten Sie sich wieder auf. Drehen Sie jetzt die Hände so, dass die Fingerspitzen nach unten zeigen. Drücken Sie die Ellenbogen durch, bis Sie eine Dehnung in den Unterarmen spüren. Atmen Sie dabei gleichmäßig weiter.

Übungen zur Stabilisation

Sorgt die Dehnung für die notwendige Beweglichkeit, so verschafft die Stabilisation den notwendigen Halt. Erst wenn beides gegeben ist, können wir uns anmutig bewegen.

Mikroinstabilität

Neueren Studien zufolge spielen die kleinen reflexgesteuerten Muskeln, die direkt an der Wirbelsäule sitzen, bei der Stabilisation des Körpers eine ganz wesentliche Rolle. Sie sind verantwortlich für die Feinabstimmung der Bewegungen und für die notwendige Grund-Stabilität, auf der sich dann die Kraft der großen Muskelgruppen aufbaut. Sind diese Muskeln untrainiert oder gar geschädigt, kommt es zu einer Mikroinstabilität, die auch die Bewegungsabläufe stört.

Am besten lassen sich diese Wirbelsäulenmuskeln trainieren, indem wir eine Grundspannung aufbauen, die als muskulärer Halte-Gürtel die Grundlage für alle anderen Übungen bildet. Da diese Muskeln auch für das Halten der Balance zuständig sind, erreichen wir sie auch mit Gleichgewichts-Übungen.

Die seitliche Stütz-Übung

Sie liegen seitlich auf der Matte und stützen sich auf den Unterarm. Der Rumpf ist gerade und gut durchgespannt.

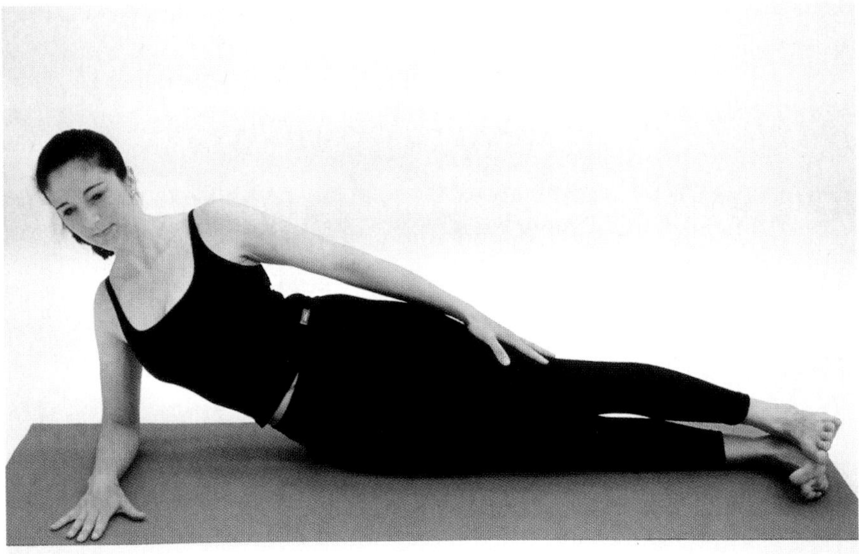

Seitliche Stütz-Übung: Spannung aufbauen

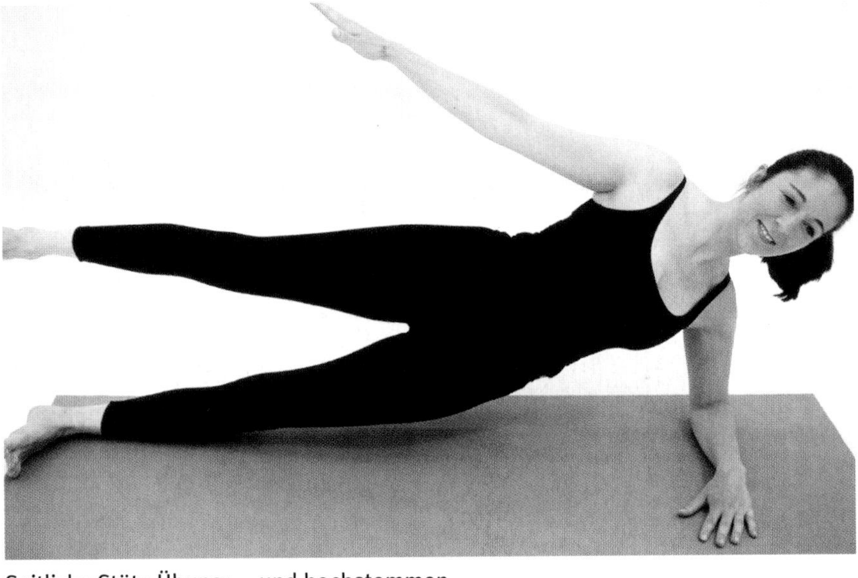

Seitliche Stütz-Übung: ... und hochstemmen

Nun bauen sie als Erstes eine Spannung auf, um die sehr bewegliche Lendenwirbelsäule zu »verriegeln«. Spannen Sie dazu den Bauch an, so dass er fest wie eine Wand wird und sich gleichzeitig der Po anspannt. Achten Sie dabei auf eine gleichmäßige, fließende Atmung. Diese »Verriegelung« halten Sie während der ganzen Übung und lösen sie erst, wenn Sie in die Ausgangslage zurück gekehrt sind.

Nun stemmen Sie sich mit dem Becken hoch, so dass das Gewicht nur noch vom unteren Fuß und dem Unterarm getragen wird. Heben Sie nun den oberen Arm und das obere Bein ab und halten Sie diese Position etwa 20 Sekunden vier bis fünf Mal auf beiden Seiten.

Die Balance-Übung im Sitzen

Sie sitzen auf einem Hocker oder auf einem harten Stuhl. Mit den Händen drücken Sie ein Kissen o. Ä. zusammen und stabilisieren sich dadurch. Nun versuchen Sie, zunächst abwechselnd, jeweils eine Ferse hochzuheben, so als ob Sie auf der Stelle gehen. Dabei soll sich Ihre Len-

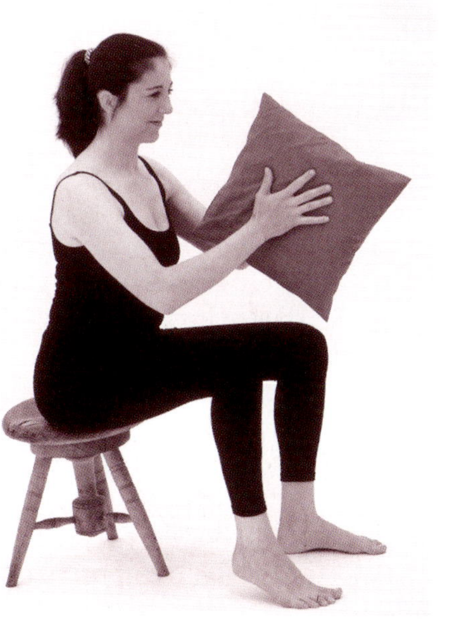

Stabilisierende Übung

denwirbelsäule nicht bewegen und Sie dürfen nicht wackeln. Führen Sie die Übung langsam aus.

Wenn Sie dies beherrschen, heben Sie ein Bein ganz ab. Jetzt kommt die ganze Spannung aus dem Standbein, und das sollten Sie fest in den Boden drücken. Stellen Sie sich dabei vor, Sie würden ein Tablett auf Ihrem Kopf balancieren.

Die Balance-Übung im Stehen

Sie stehen vor einer Wand und drücken die Hände fest dagegen. Nun gehen Sie genauso vor wie im Sitzen. Auch hier kommt es darauf an, dass Sie nicht wackeln.

Später können Sie diese Übungen auch freihändig durchführen. Dann lassen sie sich leicht am Arbeitsplatz, an der Ampel, in der Schlange im Supermarkt oder wo auch immer durchführen.

Kraniosakrale Übungen

Diese Übungen wirken entweder entspannend oder anregend auf Ihren Körper.

Entspannende Übung

Sie liegen auf dem Rücken mit gestreckten Beinen. Ihre Daumenspitzen liegen an den knöchernen Höckern oberhalb der Augen, zwischen Schläfen und Augenbrauen. Heben Sie nun mit den Daumenspitzen ganz leicht diese Höcker nach oben in Richtung Zimmerdecke. Atmen Sie dabei ein, bis sie spüren, dass die Atembewegung im Kreuzbein ankommt. Ziehen Sie dabei gleichzeitig die Fußspitzen leicht herauf in Richtung Nase. Mit dem Ausatmen lassen Sie alles wieder langsam los.

Anregende Übung

Sie liegen auf dem Rücken. Legen Sie die Hände mit den Ballen seitlich an den Kopf, etwa 5 cm über den Ohren. Die Fingerspitzen liegen rechts und links von der Mittelnaht des Schädels. Mit sanftem Druck bewegen Sie gleichzeitig die rechte Schädelhälfte langsam und sanft nach vorn in Richtung Decke und die linke nach hinten in Richtung Boden.

Nun wechseln Sie die Seiten und wiederholen die Übung etwa zehn Mal. Atmen Sie dabei ruhig weiter.

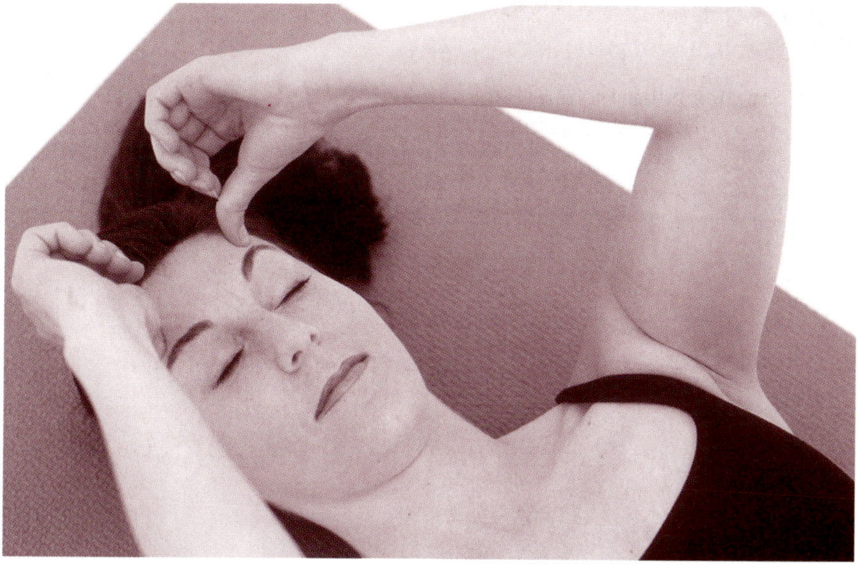

Entspannende Übung: Höcker mit den Daumenspitzen nach oben heben

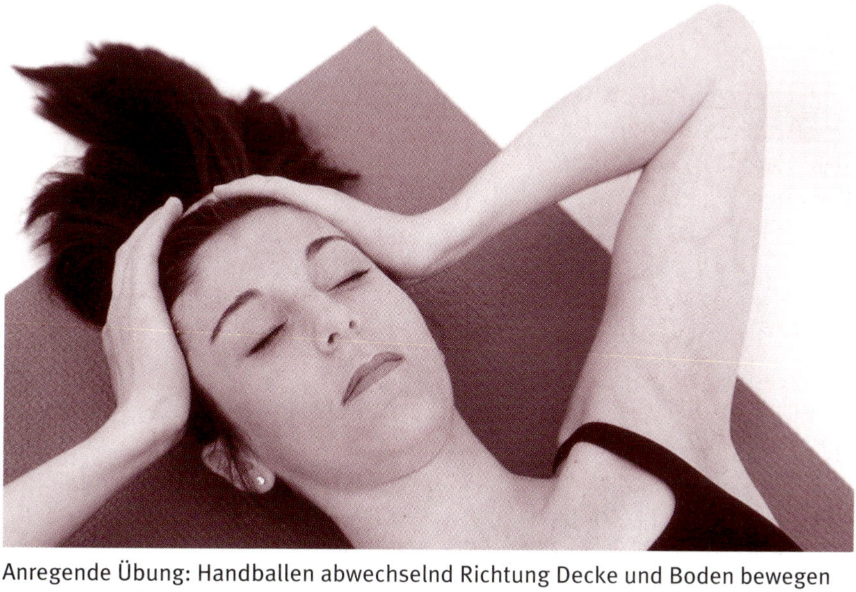

Anregende Übung: Handballen abwechselnd Richtung Decke und Boden bewegen

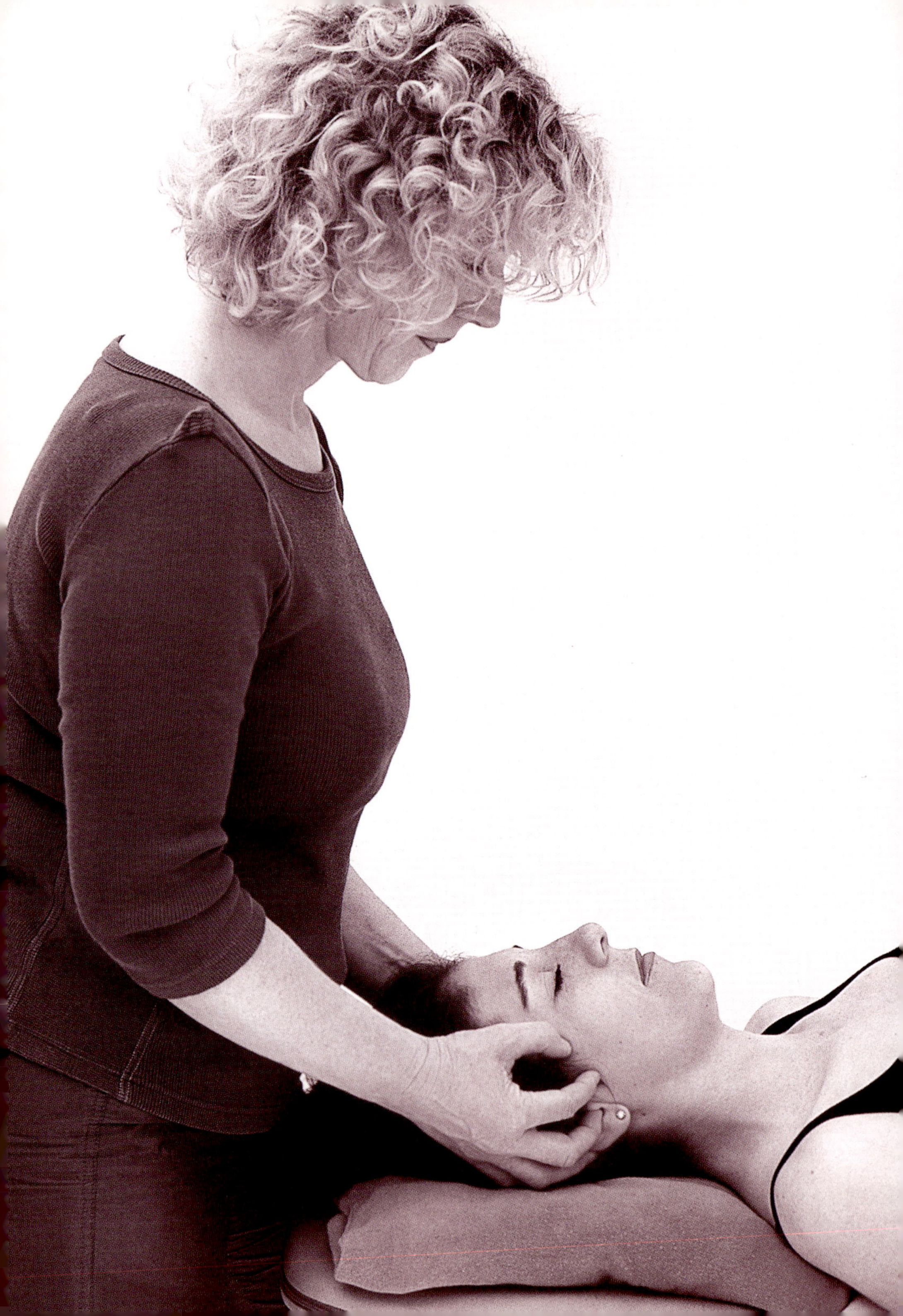

Osteopathie in der Praxis

Wie finde ich einen qualifiziert ausgebildeten Osteopathen? Über welche Ausbildung sollte er verfügen? Worauf muss ich als Patientin achten? Was sagen die Krankenkassen? Das folgende Kapitel beantwortet Ihnen diese Fragen.

Die Entwicklung der Osteopathie

Die Osteopathie hat sich in Europa und Deutschland sehr uneinheitlich entwickelt. Um die Gründe zu verstehen, lohnt ein Blick zurück zu den Anfängen und der Entwicklung in den USA.

Als Andrew Taylor Still 1874 die Osteopathie der Öffentlichkeit präsentieren will, reagiert die Wissenschaft erst einmal abwehrend. Die Baker University in Baldwin, Kansas, verbietet ihm, seine neue Medizin den Studenten vorzustellen. Still kehrt deshalb nach Missouri zurück und praktiziert seine Osteopathie allein. Die Erfolge sprechen sich schnell herum und bald hat Still mehr Patienten als er behandeln kann. So lässt er in Kirksville, Missouri, ein kleines Holzhaus bauen und eröffnet 1892 »The American School of Osteopathy«.

Die Studenten, zu denen von Beginn an auch Frauen zählen, schließen ihr Studium mit dem Titel des »Diplomate in Osteopathy« (»Diplom-Osteopath«), abgekürzt D.O., ab. In nur wenigen Jahren wächst die Zahl seiner Studenten auf mehrere Hundert an und bald muss ein vierstöckiges Backsteingebäude das kleine Holzhaus ersetzen.

Als Still oder »Pap Still«, wie ihn seine Studenten nennen, im Alter von 89 Jahren stirbt, setzen seine Schüler dessen Arbeit fort. Sie forschen, entwickeln die Osteopathie weiter und gründen in unterschiedlichen Bundesstaaten Osteopathie-Colleges. Zum Missfallen vieler Ärzte, die die Osteopathie ablehnen und diese per Dekret einzuschränken versuchen. Abhängig vom jeweiligen Bundesstaat erlebt die Osteopathie schwere Zeiten. Erst Anfang der 70er Jahre des 20. Jahrhunderts wird sie landesweit rechtlich anerkannt.

Heute praktizieren in den USA etwa 45 000 Osteopathen ihren eigenständigen Beruf. Aus den Diplom-Osteopathen zu Stills Zeiten sind mittlerweile Doktoren der Osteopathie geworden. Als Mediziner können sie Diagnosen erstellen und invasiv behandeln. Medizinstudenten können nach der Highschool entweder den Doktor der Medizin erlangen (M.D.) oder ihr Studium an einem von insgesamt 19 anerkannten Osteopathie-Colleges mit einem Doktor der Osteopathie (D.O.) abschließen.

Für die osteopathische Behandlung von Frauen wurde 1934 sogar ein eigener Verband gegründet. Das American College of Osteopathic Obstetricians and Gynecologists (ACOOG) zählt gegenwärtig über 1000 osteopathisch behandelnde Hebammen und Frauenärzte zu seinen Mitgliedern.

Allerdings hat sich die Osteopathie auf ihrem Weg zur Annerkennung sehr der Schulmedizin angepasst. Amerikanische Osteopathen verschreiben heutzutage Medikamente, impfen und führen unter Umständen sogar Operationen durch. Die für die Osteopathie so typische Diagnose und Behandlung mit den Händen steht nicht mehr im Vordergrund.

In Europa, wo die Osteopathie vor allem durch Therapeuten »entdeckt« wurde, konnte sie sich als eine ausschließlich manuelle Form der Medizin weiterentwickeln. Deshalb lässt sich die bei uns mehrheitlich praktizierte, ganzheitliche Form der Osteopathie auch als traditionelle Osteopathie bezeichnen.

Osteopathie in Europa

In England hat die Osteopathie bereits 1917 Fuß gefasst. John Martin Littlejohn, ein englischer Schüler von Andrew Taylor Still, hatte an der Wende des 19. zum 20. Jahrhundert in den Vereinigten Staaten das »Chicago College of Osteopathy« gegründet und war dann nach England zurückgekehrt, wo er in London die »British School of Osteopathy« gründete.

In den 50er Jahren des 20. Jahrhunderts kam die Osteopathie nach Belgien und Frankreich, wo sie in den darauf folgenden Jahrzehnten um den viszeralen Bereich ergänzt wurde. Mit der viszeralen Osteopathie ließen sich nun erstmals auch rein gynäkologische Beschwerden osteopathisch behandeln.

Es entstanden unterschiedliche osteopathische Schulen, die ab den 80er Jahren des 20. Jahrhunderts vorwiegend für Physiotherapeuten eigene Ableger in Deutschland gründeten. Vereinzelt hatten schon ab den 50er Jahren einige Heilpraktiker und Ärzte einzelne osteopathische Techniken angewandt. In Österreich und der Schweiz wird seit den 90er Jahren osteopathisch ausgebildet.

Seit 1996 ist die Osteopathie in England gesetzlich anerkannt. Der Osteopath gilt hier nicht als Mediziner, sondern als Therapeut, der auf Indikation des Arztes seine Patienten behandelt.

In Belgien ist das Berufsbild des Osteopathen als Entwurf vom Parlament angenommen worden.

In Frankreich ist die Ausbildung zum Osteopathen und die Ausübung der Osteopathie als eigenständiger Beruf seit 2002 gesetzlich geregelt.

Osteopathie in Deutschland

Nach Deutschland wurde die Osteopathie nicht aus Amerika, sondern aus anderen europäischen Ländern importiert. Wegen dieses europäischen Einflusses konnte sich in Deutschland erst einmal eine vorwiegend ganzheitliche, traditionelle Osteopathie entwickeln.

Die erste Berufsgruppe, die im größeren Umfang mit der Osteopathie in Berührung kam, waren die Physiotherapeuten. In den 80er Jahren wurde die Physiotherapie oder Krankengymnastik noch vorwiegend von Frauen ausgeübt. Zwar gab es damals schon männliche Physiotherapeuten, doch waren diese mehr im sportlichen als im rehabilitativen Bereich tätig.

Einen eigenständigen Beruf des Osteopathen gibt es in Deutschland allerdings nicht. Auch die Ausbildung ist nicht einheitlich geregelt. Ob hier im Rahmen der europäischen Harmonisierung eine Anerkennung erfolgen wird, bleibt abzuwarten.

Die meisten Osteopathen in Deutschland haben ihre Ausbildung an einer der zahlreichen berufsbegleitenden Osteopathieschulen absolviert. Das Studium an diesen Schulen beträgt in der Regel fünf Jahre und umfasst etwa 1300 Unterrichtsstunden. Studienberechtigt sind ausschließlich Physiotherapeuten, Heilpraktiker und Ärzte.

Mittlerweile wird Osteopathie auch als fünfjähriges Vollzeitstudium angeboten. Voraussetzung für dieses Studium ist meist das Abitur.

Um für Patienten eine einheitliche Qualitätssicherung zu garantieren und langfristig einen eigenständigen Beruf zu schaffen, wurde 1994 der Verband der Osteopathen Deutschland e.V. gegründet (VOD). Über eine eigene Akademie für Osteopathie in Deutschland (AOD) gewährleistet der Verband eine einheitliche und qualitativ hochwertige Ausbildung gemäß den Richtlinien der Europäischen Föderation der Osteopathen (FEO).

Osteopathen, die ihre Ausbildung an einer der vom VOD anerkannten Schulen abgeschlossen haben, erwerben mit ihrer Abschlussarbeit die rechtlich geschützte Marke D.O. Zusätzlich können sie Mitglieder in einem eigenen Register (M.R.O.) werden. Auch diese Marke ist geschützt und gemeinsam mit der Marke D.O. ein Beleg für eine qualifizierte, langjährige Ausbildung.

Osteopathie wird schließlich auch in Form von Wochenendkursen unterrichtet. Die Kürze der Ausbildungszeit reicht natürlich bei weitem nicht aus, um aus einem Kursteilnehmer einen kompetenten Osteopathen zu machen. Unter anderem, weil das für die Osteopathie so typische Palpieren, also das feinfühlige Ertasten von Funktionsstörungen mit den Händen, jahrelanges Üben erfordert.

Wie finde ich einen geeigneten Osteopathen?

Wenn Sie einen qualifizierten und ganzheitlich ausgebildeten Osteopathen suchen, wenden Sie sich am besten an den Verband der Osteopathen Deutschland e.V. (VOD). Der Verband verfügt über eine ständig aktualisierte Liste und vermittelt auf Anfrage die Namen und Adressen qualifizierter Behandler weiter. Diese Osteopathen besitzen entweder bereits die Marke D.O. oder haben zumindest ihre fünfjährige berufsbegleitende Ausbildung in osteopathischer Medizin erfolgreich abgeschlossen. So haben Sie die Gewähr, fachkundig, qualifiziert und ganzheitlich behandelt zu werden. Die Therapeutenliste erhalten Sie am einfachsten über das Internet unter folgender Adresse:

www.osteopathie.de

Oder Sie schicken einen ausreichend frankierten Rückumschlag an den

Verband der Osteopathen Deutschland e.V.
Untere Albrechtstr. 5
65185 Wiesbaden

mit der Bitte um Zusendung der Therapeutenliste aus Ihrem Postleitzahlenbereich.

Wenn Sie qualifiziert ausgebildete Osteopathen im benachbarten Ausland suchen, können Sie bei den jeweiligen nationalen Verbänden anfragen, die in der Europäischen Föderation der Osteopathen (EFO) organisiert sind.

Österreich:
Österreichische Gesellschaft für Osteopathie (Ö.G.O.)
Pappenheimgasse 10–16/3/9
A-1200 Wien
Tel.: 0043–1-330 83 81
Fax: 0043–1-333 83 40
www.oego.org

Schweiz:
Registre Suisse des Ostéopathes (R.S.O.)
Case postale 171
CH-1162 St-Prex
Tel: 0041–21–80 65 454
Fax: 0041–21–80 65 455
www.osteopathy.ch

Kostenübernahme durch die Krankenkassen

Die gesetzlichen Krankenkassen kommen nur für Leistungen auf, die der Bundesausschuss Ärzte und Krankenkassen geprüft und anerkannt hat. Osteopathische Leistungen fallen noch nicht darunter und müssen demzufolge auch nicht erstattet werden. Weil sich aber die Kunden zunehmend mehr für ganzheitliche Medizinformen interessieren, öffnen sich immer mehr Krankenkassen diesen Heilmethoden. Grundsätzlich kann jede Kasse selbst entscheiden, welche Leistungen sie zusätzlich abdecken will. Selbst einzelne Filialen verfügen meist über genügend Entscheidungsfreiheit, um osteopathische Leistungen abrechnen zu können. Dennoch werden in der überwiegenden Mehrzahl osteopathische Leistungen gegenwärtig nicht durch die gesetzlichen Kassen erstattet.

Anders ist die Situation bei den privaten Krankenkassen, die in der Regel auch die Kosten ganzheitlicher Behandlungsmethoden übernehmen. Osteopathische Leistungen werden dann entweder direkt als solche erstattet oder über den Vergleich mit ähnlichen Behandlungsmethoden verrechnet.

Was kostet eine osteopathische Behandlung?

Soweit die eigene Krankenkasse nicht für die Kosten osteopathischer Leistungen aufkommt, muss der Patient sie aus der eigener Tasche bezahlen. Da die Honorierung nicht einheitlich geregelt ist, kann ein Osteopath dabei die ihm angemessen erscheinende Vergütung verlangen. Erkundigen Sie sich deshalb vorher bei Ihrem Osteopathen und beachten Sie, dass je nach Behandlung unterschiedlich viele Sitzungen notwendig sind. Durchschnittlich liegen die Kosten für eine Sitzung bei 75 bis 100 Euro, je nach Ausbildungsstand, Qualifikation und Status des Osteopathen.

Die geeignete Osteopathin

Wenn Sie sich in osteopathische Behandlung begeben wollen, dann erwarten Sie bitte nicht, dass alle Osteopathen gleich sind. Denn so wie die Osteopathie jeden Patienten als Individuum wahrnimmt, respektiert und behandelt, gilt Gleiches für den einzelnen Osteopathen.

Jeder von ihnen besitzt seine eigene Persönlichkeit, Ausbildung und Erfahrung. Deshalb lassen sich auch kaum Kriterien aufführen, die *den* »guten« Osteopathen beschreiben. Wichtiger ist vielmehr, dass Sie den für Sie *geeigneten* Osteopathen erkennen.

Gerade der individuelle, ganzheitliche Ansatz dieser Therapieform erlaubt nicht nur eine bunte Vielfalt, sondern verlangt nach der ganzen Bandbreite der menschlichen Unterschiede, damit jede Patientin die Osteopathin finden kann, die ihr entspricht. Dabei gelten selbstverständlich auch für Osteopathen die Grundregeln der medizinischen Ethik und des allgemeinen zwischenmenschlichen Umgangs. Doch innerhalb dieser Grenzen ist der Vielfalt jeder Raum zugestanden.

Ein Mindestmaß an Sympathie oder wenigstens Toleranz von Seiten der Patientin muss natürlich vorhanden sein, damit die Osteopathin mit ihrer Patientin wirklich in Kontakt treten kann. Die »Chemie« zwischen Patient und Therapeut muss also stimmen, damit das notwendige Vertrauensverhältnis aufkommen kann.

Alle anderen Voraussetzungen muss der Osteopath selbst mitbringen, damit die Behandlung erfolgreich verläuft.

Den geeigneten Osteopathen erkennen

Für eine gute Behandlung ist eine fundierte Ausbildung zweifellos die wichtigste Voraussetzung. Das erfordert ein mehrjähriges Studium der Osteopathie, ihrer medizinischen Grundlagenfächer ebenso wie eine umfassende Ausbildung in den einzelnen osteopathischen Techniken. Osteopathie lässt sich eben nicht innerhalb weniger Wochenendkurse erlernen.

Erfahrung und Leidenschaft sind wichtige Voraussetzungen, um die erlernten medizinischen und osteopathischen Lehren erfolgreich anzuwenden. Nur wenn der Behandler die notwendige »Lust am Heilen« (oder streng genommen: Lust am Helfen) verspürt, entwickelt er das notwendige Gespür, um verstehen zu können, was ihm das Gewebe des Patienten mitteilen will und welche therapeutischen Maßnahmen für den Patienten am geeignetsten sind.

Ein Osteopath sollte dabei im Laufe seiner Praxiserfahrung die Fähigkeit entwickeln, seine Patienten in deren Gesamtheit, einschließlich ihrer Beschwerden, zu erfassen. Er muss also in der Lage sein, die körperliche, emotionale und energetische Ebene seiner Patienten zu erfassen und eine Hierarchie der gefundenen Störungen festzulegen. Dazu sollte er unterscheiden können, in welchem Bereich und auf welcher Ebene ein Leiden seinen Ursprung hat und wo er mit seiner Behandlung am besten ansetzen kann.

Um diesen komplexen Zusammenhängen gerecht werden zu können, muss der Osteopath über ein breites Repertoire an verschiedenen Techniken der Untersuchung und Behandlung verfügen. Auch sollte er Kenntnisse in anderen Therapieformen besitzen, um im Hinblick auf begleitende Behandlungen und ergänzende Maßnahmen Rat geben zu können. Die individuelle Abstimmung auf den einzelnen Patienten bildet auch hier den Schlüssel zum Erfolg.

Ob ein Behandler dabei viel erklärt oder lieber nur mit seinen Händen arbeitet, ist eine Frage des persönlichen Stils und der jeweiligen Situation. Zu gegebener Zeit aber ein Problem anzusprechen, zählt sicher zu den Aufgaben, die entstehen, wenn in der Untersuchung Zusammenhänge aufgedeckt werden, die dem Patienten nicht bewusst sind. Hier das richtige Maß und die richtigen Worte zu finden, ist eine Eigenschaft, die einen geeigneten Osteopathen auszeichnet.

Eine geeignete Behandlerin wird Sie nie mit eigenen Überzeugungen bedrängen, sondern immer Ihre Werte und Maßstäbe respektieren.

Sicherheit wird in der Osteopathie groß geschrieben. Die Osteopathin kennt ihre fachlichen Grenzen sehr genau und wird Sie gegebenenfalls zum Arzt weiterschicken, wenn sie diese Grenzen überschritten sieht. Safety-Tests und Differenzial-Diagnosen, also die Unterscheidung zwischen einer osteopathischen Funktionsstörung und einer Krankheit, die nur der Schulmediziner behandeln kann, sind wesentlicher Bestandteil der osteopathischen Ausbildung.

Literatur zum Weiterlesen

Barral, Jean-Pierre: Urogenital Manipulation. Eastland press Seattle.

Bundesministerium für Gesundheit: Bericht zur gesundheitlichen Situation von Frauen in Deutschland. Kohlhammer 2002.

Fisher, Helen: Das starke Geschlecht. Heyne 2000.

Frauensache. Es geht um meine Gesundheit: Mosaik 2000.

Gros, Rainer: Gynäkologie für Frauen. Trias 2001.

Lason; Peeters: Handbücher für die Osteopathie 1–3. Eigenverlag.

Liem, Torsten: Kraniosakrale Osteopathie. Hippokrates, 3. Auflage 2001.

Martin, Bärbel: Frauen in der Gesundheitsversorgung. Hans Jacobs 2001.

Newiger, Christoph: Osteopathie: Sanftes Heilen mit den Händen. Trias 2001.

Newiger, Christoph: Osteopathie: So hilft sie Ihrem Kind. Trias 2000.

Northrup, Christiane: Frauenkörper, Frauenweisheit. Zabert Sandmann, 6. Auflage 2001.

Osenstätter, Hans; Ernst, Harald: Osteopathie bei der Behandlung von Harninkontinenz. Eigenverlag, 2002.

Paoletti, Serge: Faszien. Urban & Fischer 2001.

Röcker, Anna Elisabeth: Übungseinheiten Yoga. Südwest, 4. Auflage 2000.

Spörl, Marion: Der orientalische Tanz in der Schwangerschaft und Geburtsvorbereitung. Pflaum 2001.

Upledger, John; Vredevoogd, Jon: Lehrbuch der CranioSacralen Therapie. Haug, 4. Auflage 2000.

van den Berg, Frans (Hrsg.): Angewandte Physiologie. Band 2: Organsysteme verstehen und beeinflussen. Thieme 2000.

Stichwortverzeichnis

Anmut 157 ff
Anregung 170 f
Atemraum 138 ff
Atemübung 137 ff
Atemwege 93
Atemwegsproblem 136
Atmen 24 f, 84, 97, 135, 137

Balance-Übung 169 f
Becken 29 f, 56 ff
Beckenboden 58, 72, 75 ff, 121
– Entspannungsübung 80
Behandlung, osteopathische 35 f, 43 ff, 50 ff
Bewegung 23 ff, 84, 88, 158
Bewegungsapparat 26 f, 120
Bewegungseinschränkung 29, 34, 120
Blasenbeschwerden 71 ff, 77 ff, 102
Blasensenkung 74
Blinddarmnarbe 60, 62, 131 f
Brustoperation 144 f
Brustwirbelsäule 123 f

Dammschnitt 103 f
Dehnübung 160 ff
Dickdarm, Eigenmobilisation 61 f
Dünndarmdrainage 65
Durchblutung 151, 155

Eierstockzyste 85
Embryologie 21
Emotion 112 ff, 148
Empfindung 116
Energiezyste 114
Entspannung 170 f
Entstauung 95
Ernährung 70, 84
Essen, hektisches 69

Faszie 27 f, 51
Faszienspanner 133 f
Fixation 29
Frau und Medizin 36 ff
Funktion 21 f, 24
Funktionsstörung 18, 24, 27, 32 ff
Fußbeschwerden 134 f

Gallenstörung 66
Gebärmuttersenkung 79 f
Geburt 44, 94, 99 ff, 105 f
Geburtslage 97
Gehirn-Rückenmarks-Flüssigkeit 30, 47
Gelenk 27, 50, 120
– viszerales 29
Gelenktest 46
Gesundheit 32
Gesundheitsverhalten, riskantes 115
Gewalt 114 f
Gewebe-Erinnerung 113

Halswirbelsäule 127 f
Harn-Retention 73
Harnwege 71
Hebamme 37
Heiße Rolle 134
Herz-Kreislauf-Krankheit 142 f
Herzrhythmus 25
Herzschlag 24, 29
Hormonersatztherapie 109
Hormonhaushalt 83
Hörsturz 154 f
Hüftbeschwerden 128 f
Hypertensionstyp 64
Hypotensionstyp 64

Ilio-Sakral-Gelenk 131 f, 145
Immunsystem 32, 146
Infektionserkrankung 32
Inkontinenz 73, 102
Ischias-Schmerz 130

Kaiserschnitt 102 f
Karpaltunnelsyndrom 126 f
Kind 106 f
Knieschmerz 132 ff
Knochen 26
Kompensation 33 f
Kompensationsblockierung 128
Kopfschmerz 82, 96, 101, 147 ff, 151
– zyklusabhängiger 149 f
Kopfschmerz-Tagebuch 149
Körperempfinden 116 f
Kostenübernahme 178 f
Kraft, selbstregulierende 23, 25, 35
Kraniosakrale Therapie 31
Kraniosakraler Bereich 29 f, 47
Krankenkasse 178 f
Krankheitsuntersuchung 44 f
Krankheitsursache 35
Krankwerden 31 ff
Kreuzbein 47, 120
Kreuzbeinfixierung 100 f, 105
Kreuz-Darmbein-Gelenk 131 f, 145
Kreuzschmerz 82, 120 f

Läsionskette 78, 112 f, 150
Leber 67 f
Ligamentum
– pubovesicale 74 f
– sacro-uterinum 94 f
Listening 45
Lungenbeschwerden 135 f
Lymphsystem 51, 143 f, 165

Magen 69 f
Medikamentenkopfschmerz 152
Medizin
– ganzheitliche 40
– manuelle 20
Mensch als Einheit 22
Menstruation 81 f, 123, 149
Migräne 152 f
Mobilität 25 f
Monatszyklus 57, 123
Morbus Bechterew 145
Motilität 25
Motrizität 25
Muskel 27, 50
Muskelkater 52
Muskelschwäche 121
Muskelverkürzung 122
Muskelverspannung 150, 155
Myom 85 f

Nackenschmerz 127 f
Narbe 58 ff, 88
Nasennebenhöhlenentzündung 153 f
Nebenbei-Übung 158, 161 ff

Operationsnarbe 44
Organ, inneres 28 f, 92 ff
Osteopath 177 f, 179 ff
Osteopathie 14 f, 18 ff, 174 ff
Osteoporose 110

Peristaltik 25, 29
Piriformis-Syndrom 129 f
Polyarthritis, chronische 146
Prämenstruelles Syndrom 39, 83 ff
Prävention 15
Psyche 112 f

Reflexpunkt 47, 51, 63
Reizdarm 64
Respirationsmechanismus, primärer 30 f
Rheuma 145 ff
Rippenblockierung 125, 136
Rippenfell 27
Rückbildungssgymnastik 106
Rücken 120
Rückenschmerz 96, 107
– zyklusabhängiger 123
Rückentraining 122

Safety-Test 48
Schädel 29 f, 47, 147
Schädelknochen, Beweglichkeit 31
Schmerz
– ausstrahlender 125
– beim Geschlechtsverkehr 80 f
Schritt-Übung 164 f
Schulterschmerz 125 f
Schwangere, Untersuchung 98 f
Schwangerschaft 39, 44, 82 ff
Somato-emotional Release 114
Spannungskopfschmerz 150
Spirale 44
Sport 97, 122
Stabilisation 167
Stase 83 f, 95
Steißbein 94 f, 101, 120
Stillen 108
Stress 69, 155
Stressinkontinenz 73
Stütz-Übung 167 ff

Tanzen 88, 98, 159 f
Taubheitsgefühl 126
Test, viszeraler 46
Tinnitus 154 f
Trigger-Punkt 50
Trinken 88
Trochanter-Syndrom 130

Unfruchtbarkeit 86 f, 94
Untersuchung 45 ff
– gynäkologische 49

Verdauung 24
Verdauungsstörung 60 ff, 64
Verklebung 74 f, 121
Verletzung, osteopathische 32 f
Verstopfung 60

Wadenbeinköpfchen 133
Wand-Übung 165 ff
Wärme 88
Wasseransammlung 95
Wechseljahre 39, 108 ff
Wirbelgelenk, blockiertes 123 ff
Wirbelsäule 29 f, 120, 127
Wochenbettdepression 104 ff

Zwerchfellübung 141 f